Geboren!

Voor alle moeders

Foto omslag: Op de cover Aleah (2,5) en haar broertje Rafi (8 dagen). De ouders van deze kindjes zijn Patricia Stukart en Andaman Daku. Andaman is geboren en getogen in Kampala, Oeganda. Zijn twaalfjarige zoon Draniger kwam ter wereld in Mulago Hospital. Hij woont nog in de Oegandese hoofdstad en komt binnenkort in Nederland wonen. Door zijn grote bokstalent heeft Andaman de mogelijkheid gehad zijn eigen boksschool in Amsterdam te openen en zo zijn gezin een veilig bestaan te bieden. Met de opbrengst van dit boek hopen we veel kinderen die ook in Mulago Hospital geboren worden een goede start te geven, zodat ook hun toekomst er zonnig uitziet.

FOTO: INGE MESMAN-MULDER

Geboren!

30 bijzondere bevallingsverhalen

Bertho Nieboer

Marieke van Gene

ISBN 978-90-368-0589-6
NUR 851

Samensteller(s) en uitgever zijn zich volledig bewust van hun taak een betrouwbare uitgave te verzorgen. Niettemin kunnen zij geen aansprakelijkheid aanvaarden voor drukfouten en andere onjuistheden die eventueel in deze uitgave voorkomen.

Ontwerp: Studio Bassa, Culemborg
Fotografen:
Inge Mesman-Mulder, www.babyshootathome.nl
    (zwangerschaps-, newborn- en babyfotografie)
Hans van der Mast, www.nieuwkijken.nl
    (fotografiecursussen en -workshops)
    en www.mast.nl (fotografie).

Bohn Stafleu van Loghum
Het Spoor 2
Postbus 246
3990 GA Houten
www.bsl.nl

Voorwoord

In Nederland is bevallen vaak een mooie gebeurtenis. De verhalen in dit boek laten zien hoe bijzonder, ontroerend, spannend of hilarisch een bevalling kan verlopen.

Ik heb zelf goede herinneringen aan mijn bevallingen in Nederland. Ik lag in een kraamsuite met eigen badkamer, TV en minibar. Als ik wilde dat er een verpleegkundige kwam, drukte ik op een belletje en daar was ze! Over de ongeboren baby hoefde ik me geen zorgen te maken, want die werd goed in de gaten gehouden. Mijn man was erbij, of mijn moeder, toen onze tweede zo nodig geboren wilde worden toen haar vader nog in het vliegtuig zat. Het was mooi, luxe en vooral veilig.

Voor Aisha was haar bevalling een heel andere ervaring…

Toen de weeën begonnen had ze zich teruggetrokken in haar huis. Na 2 dagen was de baby nog niet geboren en besloot haar moeder dat ze naar het ziekenhuis moest. Een reis van een paar uur achterop de brommer. Onderweg stopten ze een paar keer om spullen te kopen: een afwasteil, doeken voor de baby, een rol watten, steriele handschoenen en een zeil voor over haar bed. Alles bij elkaar had het een maandsalaris gekost, maar ze wist dat ze zonder die spullen het ziekenhuis niet in kwam.
In het ziekenhuis werd ze na lang wachten onderzocht en naar de

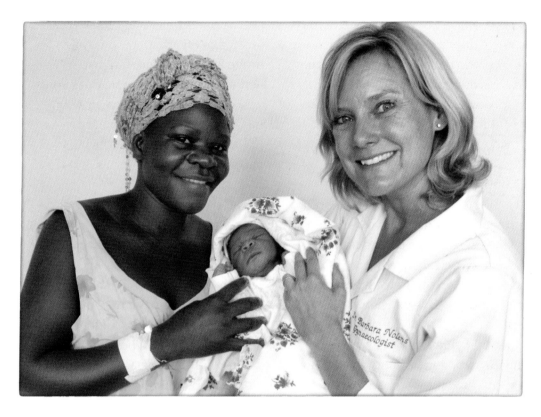

verloszaal gestuurd. Alle 25 bedden waren bezet, dus ze ging op haar zeiltje op de grond liggen. Het was er erg lawaaierig. Sommige vrouwen schreeuwden het uit van de pijn. Af en toe zag ze iemand bevallen. Er kwam maar geen dokter of verloskundige. Zou het wel goed gaan met de baby? Van de bevalling kan ze zich niks meer

herinneren. Volgens de verpleeg-kundige had ze erg veel bloed verloren. Ze was geopereerd en had een bloed-transfusie gekregen. Als ze niet in het ziekenhuis was gekomen, had ze het niet overleefd.

Aisha woont in Oeganda, een land met 33 miljoen inwoners. Bevallen is er gevaarlijk. Per jaar overleven 4700 vrouwen hun zwangerschap niet. Dat zijn 100 bussen met zwangeren. De kans dat een meisje aan 1 van haar toekomstige zwangerschappen overlijdt is 1:49. In Nederland is dit 1:10500.

In Mulago Hospital, het grootste ziekenhuis van Oeganda, bevallen 100 vrouwen per dag. In 2012 overleden 138 moeders en 790 baby's tijdens de bevalling. Veel van deze ellende was te voorkomen geweest door de moeder en baby tijdens de bevalling beter in de gaten te houden en op tijd in te grijpen bij problemen. Ter vergelijking: In een groot Nederlands ziekenhuis bevallen 5-10 vrouwen per dag. In heel Nederland overlijden 10-15 vrouwen per jaar tijdens of vlak na hun zwangerschap.

In 2012 heb ik Mulago Mama opgericht. Het is een project met als doel: Betere zorg voor zwangeren in dit ziekenhuis, om moeder- en babysterfte te voorkomen.

Met de aanschaf van dit boek steun je Mulago Mama. Door jouw bijdrage kunnen we doorgaan met het verbeteren van de zorg op onze verloskamers. Iedere moedersterfte die we hiermee voorkomen is er één. Geniet van de bijzondere bevallingsverhalen in dit boek! En als je zelf zwanger bent, wens ik je een mooie bevalling.

Barbara Nolens, gynaecoloog in Mulago Hospital en moeder van 3 kinderen

Voor meer informatie over Mulago Mama: www.bnolens.wix.com/ mulagomama

Inhoud

9

Naam: Martine Derks	Beroep: Apothekersassistente
Leeftijd: 36	Moeder van: Jelle (8) en Floor (5)
Woonplaats: Veenendaal	

'Hou altijd een euromunt bij de hand'

'BIJ 36 WEKEN en 6 dagen braken mijn vliezen. Ik had het totaal nog niet verwacht. Ik had net een week griep gehad en verheugde me op nog een lang verlof; lekker rustig de laatste voorbereidingen treffen en mijn ziekenhuistas pakken. Het bed stond ook nog niet op klossen. Mijn vriend Jacco was aan het voetballen in Zeist. Ik heb mijn ouders gebeld en mijn moeder heeft geholpen met spullen verzamelen. Ik weet nog dat ik naar boven gilde dat ze roze kleertjes moest pakken. Op dat moment wist ze meteen dat het een meisje zou worden. De verloskundige zei dat ik zo snel mogelijk naar het ziekenhuis moest, mede doordat ik de eerste keer zo snel bevallen ben. In eerste instantie had ik niet door dat ik die dag voor de tweede keer moeder zou worden. Ik dacht dat ik nog wel een weekje of wat aan de weeënremmers zou liggen.

De teamleden van Jacco bewaren hun telefoons en andere waardevolle bezittingen tijdens de voetbalwedstrijd in één tas. Als door een wonder hoorde iemand Jacco's telefoon onderin afgaan en nam hem op. Die jongen heeft Jacco onder de douche vandaan gesleurd toen hij de paniek in mijn stem hoorde. Eerst dacht hij nog dat het een geintje was, maar het werd hem al snel duidelijk dat ie plankgas naar huis moet komen. Eenmaal thuis heeft Jacco de fotocamera nog snel

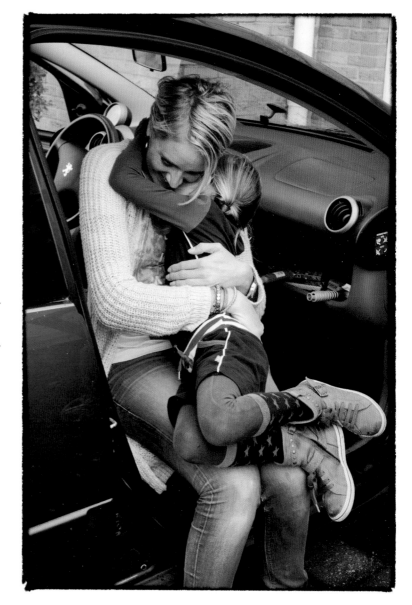

"Ik denk
dat we het
snelheidsrecord
verbeterd
hebben."

mee gegrist en toen zijn we naar het ziekenhuis geracet. Ik hield mijn hand al onder mijn kont, want ik voelde dat het niet lang meer ging duren. Gelukkig was het rustig in 't Binnenveld, want ik denk dat we het Veenendaalse snelheidsrecord verbroken hebben. De verloskundige reed achter ons aan en had de grootste moeite ons bij te houden. Ik was blij dat Jacco zo door reed. Onze auto was overigens net nieuw.

Met gierende banden kwamen we op de taxistandplaats bij het ziekenhuis aan. De verloskundige kwam met een verhit hoofd aanrennen want die had wel aan ons rijgedrag gezien, dat de situatie penibel was. Een eenzame taxichauffeur keek zijn ogen uit. Mijn vriend is de auto uitgerend om een rolstoel te halen, maar had geen euromunt bij de hand. Ik heb nog vier stappen richting ingang gezet, maar voelde toen het hoofdje al tussen mijn benen. Ik denk dat de verloskundige mij terug de auto in heeft geduwd en mijn joggingbroek uit heeft getrokken. Ik lag met mijn rug op de

versnellingspook en mijn benen buiten de auto. Zo is Floor geboren. Jacco was net te laat. Die stond binnen nog even een briefje te wisselen... Op de eerste foto zie je ook de helft van de rolstoel staan. Hij heeft al rennend en uit de verte die foto gemaakt.

"Die stond binnen bij de balie nog even een briefje te wisselen."

Al vlug kwam een ziekenhuisteam de parkeerplaats op gesneld. Gelukkig was alles in orde met ons meisje. Die eerste nacht kon ik amper geloven wat er was gebeurd. We kwamen ook nog in allerlei bizarre procedures terecht. Zo kwam de kinderarts niet langs omdat het officieel geen ziekenhuisbevalling was, maar een thuisbevalling, terwijl ze een 'randprematuurtje' van 2600 gram was. Ook kon Jacco Floor niet in het ziekenhuis aangeven maar moest hij per se naar het gemeentehuis, ook weer omdat ze niet in het ziekenhuis geboren was. Echt Nederland op z'n smalst. We hebben nog wel even in een dip gezeten, omdat je achteraf ineens gaat bedenken wat er allemaal mis had kunnen gaan. Mochten we ooit een derde willen dan spring ik bij het

eerste het beste buikkrampje de auto in. De auto is er goed vanaf gekomen. Ik herinner me dat Jacco wel even goed een doekje door de richels van het dashboard heeft gehaald, maar daarna was hij weer als zo goed als nieuw. Jacco pepert sinds de komst van Floor alle aanstaande vaders in altijd een euromunt in hun broekzak te hebben. Dit tot hilariteit van zijn voetbalvrienden."

Naam: Sylvie Zuidam	Beroep: Ondernemer
Leeftijd: 43	Moeder van: Wouter (19), Maaike (17),
Woonplaats: Harderwijk	Arend (14), Douwe & Gijs (11)

'1 plus 1 is niet altijd 2...'

'NET NA MIDDERNACHT rolden we ons bed in. Na een verjaardag waar ons hoofd niet zo naar stond, maar die toch heel gezellig bleek te zijn. Niets, maar dan ook niets, wees op wat komen zou. Krap 3 uur later werd ik wakker van de buikpijn. "Even naar de wc en weer naar bed, dan zakt het wel weer af. Dit zijn vast nog geen weeën, ik ben pas 36 weken en 6 dagen", zei ik tegen mezelf. Na een half uur kon ik echter niet meer om de pijn heen en maakte ik mijn partner wakker. Beneden op de bank gingen we samen wennen aan het idee dat de bevalling toch echt begonnen was. Omdat mijn gevoel zei dat het hard ging, belden we de verloskundige.

Omdat de zwangerschap tot dan toe goed verlopen was, mocht ik gelukkig thuisblijven. Om 7.15 uur werd Douwe geboren. Vanwege zijn kleine postuur zag de verloskundige direct dat er iets niet klopte. Met een blik op mijn buik maar zonder eraan te voelen zei ze: "Syl, je krijgt nog een kindje!" Mijn man kreeg de opdracht 112 te bellen en de verloskundige belde haar eigen collega. Binnen een tijdsbestek van 10 minuten arriveerden de ambulance, de tweede verloskundige en de kraamhulp.

Daar lag ik dan... Met een heel slappe buik, nauwelijks weeën meer en het vooruitzicht nog een kindje moeten baren. Ik weet niet meer precies wat

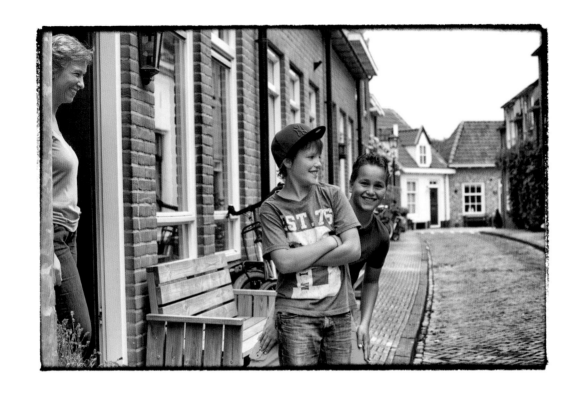

"Syl, je krijgt nog een kindje!"

er toen door mij heen ging. Ik was niet in paniek en ook de verloskundigen waren heel rustig. Ik vroeg hen vaak de doptone op mijn buik te zetten. De hartslag bleef goed. Op dat moment was dat het enige waar ik mee bezig was: die hartslag. Twee kindjes okee, maar dan wel allebei lévend eruit! Het duurde een half uur, maar het leek een eeuwigheid. Ik heb grotendeels op eigen kracht geperst tot ik sterretjes voor mijn ogen zag. En daar was een tweede jongetje, nog zonder naam. Maar dat maakte ons niets uit, hij leefde!

"Dat maakte ons niets uit, hij leefde."

Het navelstrengbloed dat opgestuurd moest worden ging weg onder de namen Douwe en Baby. Later hebben we hem de naam Gijs gegeven. Hij woog 3400 gram bij zijn geboorte, heel wat meer dan de 2800 gram van Douwe. De jongens hoefden gelukkig niet naar het ziekenhuis. Dat we iedereen in complete verbazing iets uit te leggen hadden, namen we maar op de koop toe. Onze oudste van 7 riep toen hij zijn broertjes zag: "Ik zei het toch!" Hij had namelijk op het schoolplein lopen opscheppen dat ik zwanger was van een tweeling, zoals ik later van een moeder hoorde. Het geboortekaartje dat we hadden uitgezocht, bood gelukkig ruimte voor nog een naam. Ook het uitgezochte 'gedichtje' bleek nog steeds toepasselijk:

Verrassing

Verwondering

Verandering

Met de verloskundige heb ik na een aantal dagen een heel fijn gesprek gehad. Ze erkende dat zij en haar collega's geen optelsom hadden gemaakt van mijn milde zwangerschapsklachten. Eén van de verloskundigen had mij, in verband met vermoeden van een zware baby, doorgestuurd voor een bloedsuikertest maar die bleek normaal. Een andere verloskundige kon de ligging van de baby niet goed voelen. Echt helpen kon ik haar niet; ik voelde namelijk overal 'leven'. Na inwendig onderzoek voelde zij een hoofdje. De verloskundigen twijfelden niet en daarom ik ook niet. Achteraf vermoed ik dat Gijs, de grootste van de twee, helemaal voor zijn kleinere broertje heeft gelegen. Douwe lag waarschijnlijk verder naar beneden en werd het eerst geboren. Precies weten zullen we het nooit. Het was een bijzondere en wonderlijke ervaring. Ook het vervolg, borstvoeding geven aan twee, was geweldig om te doen. Grappen maken de jongens er onderling niet over, maar Gijs heeft bij ons wel als bijnaam Cadeautje. Deze 'gemiste tweeling' zijn inmiddels twee knapperds van 11 jaar en niet meer te missen."

Naam: Shamsa Mire	Beroep: Activiteitenbegeleidster
Leeftijd: 54	Moeder van: Mohammed (23), Yunus (22), Mayran (21) en Yoesuf (17)
Woonplaats: Maarn	

'Mijn gynaecoloog is doodgeschoten'

'IK KOM UIT een welgestelde familie in Somalië. Mijn vader was lid van het parlement. We woonden in een mooi huis en voor de bevalling van mijn eerste kind ging ik naar een privékliniek. De omstandigheden waren er voor die tijd modern. De dokters waren veelal opgeleid in Europa en ik lag maar met drie andere vrouwen op een kamer. Mijn man wachtte op de gang, dat is normaal bij ons. Bij mijn eerste bevalling heb ik een keizersnede gehad. Ik weet eigenlijk niet precies waarom. Het herstel verliep prima en na drie dagen mocht ik weer naar huis.

In mijn land is het gebruikelijk om als kraamvrouw veertig dagen binnen te blijven met je baby. Je wordt dan als een koningin behandeld. Alles wordt voor je gedaan door familie en vrienden. De één kookt en de ander helpt je met de kleine. Ik had ook een eigen dienstmeisje tot mijn beschikking. Op de veertigste dag is er een groot feest. Er wordt een schaap geslacht en er is muziek. Ook ga je die dag voor het eerst met je kindje naar buiten.

Mijn tweede bevalling van mijn zoon verliep geheel anders. Het was ondertussen oorlog. Ik kreeg middenin de nacht weeën en moest lopend naar het ziekenhuis. Ik was banger om geraakt te worden door een kogel dan voor de bevalling.

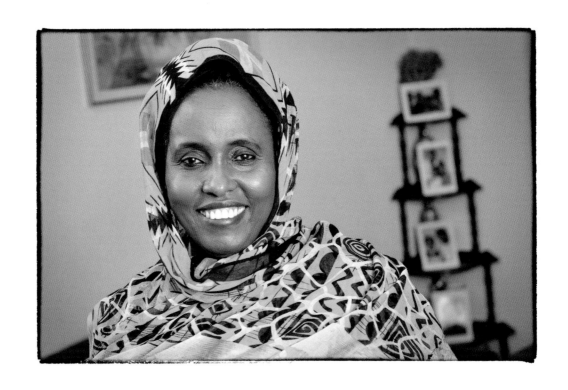

"Met twee kleine kindjes
zijn we gevlucht."

Gelukkig heb ik het ziekenhuis zonder kleerscheuren kunnen bereiken. Er was een tekort aan medicijnen en overal op de gangen zaten gewonden te kermen. De bevalling kon nu op een natuurlijke manier plaatsvinden en verliep zonder medische complicaties. Tijdens het persen klonken buiten de geweerschoten. Ik hoorde een aantal maanden later dat de gynaecoloog, die mij toen bijstond, is vermoord. Ik vond het vreselijk om te horen dat hij was doodgeschoten. Hij was een ontzettend lieve man en de meest bekende gynaecoloog van het land. Mijn pas-geboren zoon heb ik de dag erna weer veilig thuis weten te brengen.

Yunus was twee weken oud toen we moesten vluchten. Deels lopend en deels liftend hebben we Kenia bereikt. Het was vreselijk om huis en haard te verlaten met twee kleine kindjes. Vanuit Kenia zijn we met het vliegtuig naar Nederland gegaan. In het asiel-zoekerscentrum in Leersum bleek dat ik van de derde zwanger was. We kregen een tijdelijke woning in Arnhem toegewezen. Een begeleider heeft me bekend gemaakt in het plaatselijke ziekenhuis. Ik vond het maar gek, al die controles en echo's tijdens de zwangerschap. Dit keer was mijn man wel aanwezig bij de bevalling, dat was kennelijk normaal hier. Gelukkig kon ik goed in het Engels met de dokters communiceren. De bevalling ging lekker snel. Ik vond het heel leuk dat we een dochter kregen, na twee zoons.

21

"Ik moest zelf beschuit met muisjes maken."

Zelf ben ik als klein meisje besneden. Ik was jonger dan tien jaar. Geen idee of een bevalling daardoor moeilijker is. Ik weet natuurlijk niet beter. Mijn moeder, die nu in Zweden woont, heeft er erg veel spijt van dat ze mij dat heeft aangedaan. Samen hebben we de Koran er op nageslagen en daar staat helemaal niet in dat het moet. Het is geen godsdienstig voorschrift, maar cultureel bepaald. God heeft vrouwen gemaakt zoals Hij dat in zijn hoofd had. Wij moeten daar vanaf blijven en niet zelf iets gaan veranderen. Ik ben blij dat ik mijn eigen dochter die vreselijke gebeurtenis heb kunnen besparen.

Mijn eerste kraamtijd in Nederland viel me tegen. Niks veertig dagen rusten, na tien dagen stond ik alweer bij de bakker een halfje bruin te bestellen. Niemand kwam ook gezellig aanlopen, dat vond ik maar saai en ik miste mijn omvangrijke familie heel erg. Als er een keer iemand kwam, moest ik zelf schijnbaar beschuit met muisjes maken. In Somalië groeien kinderen op in een grote gemeenschap. Hier is iedereen op zijn eigen gezin gericht. Dat was wennen voor me.

Bij mijn vierde zwangerschap woonden we in Maarn. Yoesuf is in Zeist in het ziekenhuis geboren. Als ik had kunnen kiezen en de situatie was veilig geweest, had ik mijn kinderen het liefst allemaal in mijn thuisland gebaard. Tegelijkertijd besef ik me ook dat ze hier betere kansen hebben dan in Somalië. Zo heeft Mohammed laatst zijn Master in Biomedische Wetenschappen aan de VU behaald, dat was hem door de onrustige politieke situatie daar niet gelukt. In 2005 zijn we voor het eerst met het hele gezin in Somalië geweest. Ik was heel trots om mijn land eindelijk te laten zien. Het was grappig om mijn kinderen zo gebrekkig in mijn moedertaal te horen spreken. Alle vier waren ze blij hun roots te leren kennen. Het was een goede keuze om destijds te vluchten. Hier zijn we veilig."

Naam: Anja van der Vegt	Beroep: eigenaar webshop bumaround.nl
Leeftijd: 34	Moeder van: Joep (3) en Vonne
Woonplaats: Kampen	(7 maanden)

'Bevallen onder de sterrenhemel'

OP TELEVISIE ZAG ik een keer een documentaire over baby's en water. Daardoor werd mijn interesse gewekt voor een bevalling in bad. Op internet heb ik uren gesurft om de voor- en nadelen op een rijtje te zetten. Op YouTube waren veel filmpjes te zien. Het leek me al snel de ideale manier om mijn kind op de wereld te zetten. Het warme water werkt als een natuurlijke pijnbestrijding, dat sprak mij aan. En wat nog belangrijker is: een badbevalling schijnt ook goed te zijn voor de baby. De overgang van buik naar buitenwereld is minder groot. Zo'n kleintje heeft dan als het ware een zachte landing. Tegen mijn man zei ik: "Al moeten we de auto ervoor verkopen, dat bad komt er." Gelukkig zag hij het ook helemaal zitten. De verloskundige daarentegen was niet meteen enthousiast. Zij had al een aantal keer meegemaakt dat een badbevalling uiteindelijk niet in bad werd afgerond en was bang dat het uit zou lopen op een teleurstelling.

De mensen in onze omgeving stonden er niet gek van te kijken. Wij zijn mensen die vaak dingen anders dan anders doen. Bij sommigen staan we bekend als 'vage types'. Zo gebruiken wij alleen wasbare luiers en ben ik een groot voorstander van draagdoeken en borstvoeding. Uiteindelijk hebben we een opblaasbaar bevalbad in Duitsland

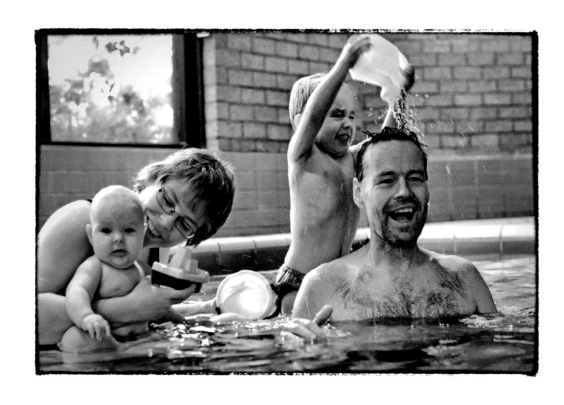

"Het voelde meteen
als een veilig nestje."

gekocht. Meteen na de levering heb ik er geloof ik wel een uur ingezeten. Het voelde meteen als een veilig nestje. Ik was voor de bevalling wel reëel en besefte me ook dat het zo kon zijn dat ik er toch niet in wilde als ik echt moest bevallen. Gelukkig bleek dit niet het geval te zijn. Toen ik weeën had, was ik blij dat ik er op een gegeven moment in mocht gaan zitten. Zodra ik in het water zat, viel het gewicht van me af. Ik ervaarde het als een immense opluchting. Het was ook prachtig, dat had een filmregisseur niet kunnen verzinnen: het bad stond in de serre en boven me zag ik de sterrenhemel. Heel wat beter dan zo'n steriele ziekenhuisomgeving.

Voor mij was het ook fijn dat het water als een soort filter werkt. Niet iedereen kijkt recht op je genitaliën. Verder heb je ook minder snel een knip nodig omdat alles week wordt. In totaal heb ik er iets van tweeëneenhalf uur in gezeten. Nadat mijn zoon Joep geboren was had ik er graag nog wat langer ingezeten, maar zijn lichaamstemperatuur was te laag.

Later bleek dat de thermometer niet goed geijkt was en dat het water 2,5 graden Celsius kouder dan de bedoeling was.

> "*Niet iedereen kijkt recht op je genitaliën.*"

Ik draag de voordelen van een badbevalling graag uit. Zo vertel ik vriendinnen ook dat het heel fijn is om zelf de regie te hebben. Je kan omdraaien wanneer jij dat wilt en hebt daar niemand bij nodig. Er zitten ook handvatten aan het bad waaraan je je vast kan houden. Ik ben nu zwanger en ga zeker weer in bad bevallen. Hij staat al klaar achter de bank. Mijn man weet dat hij wel op tijd moet beginnen met opblazen en vullen, want er gaat ruim zeshonderd liter water in.

Een vriendin van mij wilde het bad laatst graag lenen, maar dat voelde niet goed. Mijn gezin moet eerst compleet zijn, voordat ik hem uitleen. Ik vind het jammer dat een badbevalling maar zo weinig voorkomt in Nederland. Veel vrouwen zijn overal vies van. Ja, er drijft bloed en ontlasting in het water, maar dat hoort nou eenmaal bij een bevalling. Als je thuis wilt bevallen, word je tegenwoordig vaak als een halve hippie gezien. Iets simpels als warm water maakt in veel gevallen medicinale pijnbestrijding overbodig. Het zou mooi zijn als vrouwen meer in hun eigen kracht durven geloven.

Allebei mijn zwangerschappen zijn tot stand gekomen door IVF. Misschien dat daar onze drang vandaan komt om alles zo natuurlijk mogelijk te doen. Het is dan toch een soort compensatie voor het medische. Ik hoop dat in de toekomst meer vrouwen durven te kiezen voor een badbevalling. Wie weet dat ik door mijn verhaal daar een steentje aan kan bijdragen. Voor mij is mijn bevalling een mooie herinnering. Later hoop ik het bad als zwembad voor mijn gezin te gebruiken. Ik zie ons al helemaal zitten met z'n allen in de tuin."

Naschrift: op 25 mei 2013 beviel Anja thuis van dochter Vonne, wederom in haar bevalbad.

'Ik was dicht bij de dood, maar gaf het leven door'

'IK HAD EEN knobbeltje weg laten halen in mijn borst en ging voor de uitslag naar het ziekenhuis. Ik zag het als een formaliteit en was niet erg zenuwachtig. De diagnose borstkanker kwam als donderslag bij heldere hemel. Ik snapte er niks van, ik was toch pas 28 en leefde erg gezond? Het bleek dat ik een hormoongevoelige variant had en ik moest na de operatie een antihormoon slikken, waardoor ik in de overgang kwam. Dat ik tegelijk met mijn moeder in de overgang zat was bizar, maar had soms ook grappige kanten. "Daar komt er weer één" zeiden we dan en gooiden het raam open, om af te koelen na een opvlieger. Twee jaar lang heb ik in de overgang gezeten en me lichamelijk rot gevoeld. Ik had steeds het gevoel van 'bijna-ziek' worden. Ik ging naar mijn werk met extra kleren, zodat ik me om kon kleden als ik het heet of ijskoud had. Op een keer had ik mijn chirurg aan de telefoon en zij hoorde aan mijn stem dat ik er doorheen zat. Ze vroeg me het gebruik van het medicijn te heroverwegen en vertelde dat de meeste mensen de tijd tussen hun dertigste en veertigste als de mooiste periode in hun leven beschouwen. "Ik zie jou ploeteren" zei ze. Mijn overlevingskans steeg door het innemen van het antihormoon met 12 procent, dus dat maakte het moeilijk. Na een intensief gesprek met de oncoloog stopte ik met de medicatie.

27

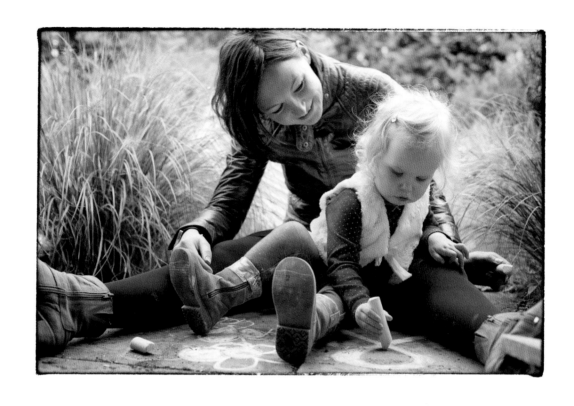

"Wie zou er bij me zijn
als ik dood ging?"

Ik wilde me weer een jonge vrouw voelen.

In de tijd dat ik ziek was, heb ik mijn relatie verbroken. Dat was natuurlijk enorm moeilijk. Vriendinnen hadden een gezin en ik was alleen. Ik miste niet zozeer het hebben van een baby, maar ik wilde diep in mijn hart voldoen aan het 'ideaalplaatje'. De realiteit ervaarde ik soms als gemeen en daar heb ik wel wat tranen om gelaten. Wie zou er bij me zijn als ik dood ging?

"Dat dit jouw lichaam gelukt is!"

Ik had nooit een sterke kinderwens; vroeger was ik al nooit zo'n meisje dat met een pop in haar armen lag te dromen over een huis vol kinderen. Als ik bij een vriendin met een huilende baby zat, was ik blij als ik weer naar huis kon. Tijdens de periode met borstkanker was ik alleen maar bezig met overleven en was iedere dag er

weer één. Een zwangerschap leek me iets onwerkelijks, weggelegd voor andere vrouwen. Ik heb in die tijd wel contact gehad met een professor in Groningen die gespecialiseerd was in het invriezen van eierstokken. Ik kon mijn toekomst niet overzien, dus ik heb daar toen niet voor gekozen.

Twee maanden nadat ik met het medicijn gestopt was, werd ik een soort van ongesteld. Ik had ondertussen een nieuwe relatie. Ik mocht de anticonceptiepil vanwege de hormonen niet nemen en we gebruikten condooms. We vonden dat heel veilig, want we dachten dat ik niet erg vruchtbaar was. Na maanden vroeg mijn vriend of ik niet weer eens ongesteld moest worden. Het was inderdaad lang geleden, maar dat was voor mij niet ongebruikelijk. Het leek wel of hij wat aanvoelde, want hij is toen, op zondagavond, om 21.45 uur naar een supermarkt gefietst om een test te halen. Lichtelijk geïrriteerd deed ik de test. Binnen een paar seconden stonden op het schermpje twee dikke strepen! Ik zie ons nog zitten, trillend

29

op de leuning van de bank. "Wooow" was alles wat we konden uitbrengen. "We moeten iemand bellen", zei ik. "Een hulplijn. Dit kan niet waar zijn." Ik was niet direct blij, maar wel heel trots op mijn lijf.

De volgende dag zat ik om 08.00 uur bij de huisarts. Zij stuurde me meteen naar het ziekenhuis. De gynaecoloog bevestigde dat ik inderdaad zwanger was. Hij was empatisch en kon zich indenken dat ik niet steeds controles wilde in het ziekenhuis, waar ik al zoveel nare dingen had meegemaakt. Ik mocht dus gewoon bij een verloskundige onder behandeling en hij zou contact met haar houden. Dat gebaar heb ik enorm gewaardeerd.

Ik zie mijn moeder nog staan, met haar armen wijd open, toen ik haar het nieuws vertelde. Terwijl de tranen over haar wangen stroomden, riep ze uit: "Dat dit jouw lichaam gelukt is, ge-wel-dig!" De zwangerschap verliep, na een drietal zware maanden met overgeven, prima. Toen ik hoorde dat we een meisje kregen, was ik dolblij, maar moest ik ook even slikken. Stel je voor dat zij later ook borstkanker zou krijgen? De bevalling duurde ontzettend lang en ik heb 24 uur hevige weeën gehad. Uiteindelijk is Nova met een vacuümpomp ter wereld geholpen. Het moment waarop ze op mijn borst werd gelegd was ongelooflijk. Ik was moeder! Uiteindelijk is het gelukt om met één borst borstvoeding te geven. Het gaat nu goed me en ik heb jaarlijks een controle. Mijn dochter is een vrolijk meisje van twee. Het nare toeval wil dat ze net boven haar tepel een grote moedervlek heeft. Het kan geen kwaad volgens de huidarts, maar toch valt mijn oog er steeds op. Vanaf haar vijfentwintigste zal ze gecontroleerd worden op borstkanker. Een vreselijk idee waar ik nog niet teveel aan wil denken. Voorlopig ben ik alleen maar dankbaar voor haar komst. Ik was zo dicht bij de dood, maar heb het leven aan haar doorgegeven."

Naam: Mieke Miltenburg	Beroep: eigen coachingsbureau
Leeftijd: 39	Moeder van: Anoek (8), Floor (6) en
Woonplaats: Nijmegen	Rogier (4)

'Een Nijmeegs kerstkindje'

'O P 18 DECEMBER was ik van onze tweede uitgerekend. Ik ben een echte Sinterklaasfan en hoopte dat de baby niet op 5 december zou komen. Toen de Sint eenmaal was geweest, was ik gerustgesteld, maar toen begon het grote wachten. In een paar weken tijd heb ik een enorme hoeveelheid wasmiddel en wc-papier verzameld, zo was ik aan het hamsteren. Ik kwam de deur nauwelijks uit en was alleen maar bezig de voorraden aan te vullen.

Op Eerste Kerstdag overleed de oom van mijn man Leo. Hij was nog niet zo oud, maar had een lang ziekbed achter de rug. Het was verdrietig, maar we hadden er vrede mee. Mijn ouders hebben een eigen uitvaart-onderneming en verzorgden de uit-vaart. Ik wist niet of ik daarbij aan-wezig kon zijn. Die ochtend zijn we naar het huis van de overleden oom gegaan om met de familie samen te zijn. 's Avonds besloten we bij mijn ouders in Odijk aan te schuiven voor het kerstdiner. We hebben nog even getwijfeld omdat ik al een week over tijd was, maar ik voelde me goed en had mijn tas met bevallingspullen bij me. Mijn schoonzus was vijf weken later uitgerekend, maar moest wegens zwangerschapsvergiftiging bedrust houden en kon er niet bij zijn. Mijn broer had het vlees geregeld en ik heb hem per sms nog

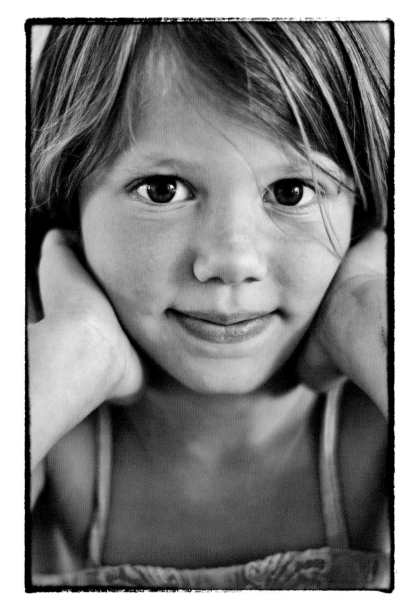

"Onze oudste
zat op de
achterbank
mee te puffen."

gecomplimenteerd over de kwaliteit. Tijdens het eten kreeg ik last van harde buiken en was ik erg moe. Het staat me ook niet meer bij wat er op het menu stond. Rond 22.00 uur besloten we maar richting huis te gaan. Ik zat voor de zekerheid op een handdoek. Bij Veenendaal zat ik al behoorlijk te puffen. Toen ik achterom keek, zat onze oudste Anoek mee te puffen. Ik heb mijn moeder gebeld of ze wilde komen. De A12 was uitgestorven en daarom vonden we 140 kilometer per uur een mooie snelheid om te rijden. Het was de warmste winter van de eeuw, dus van sneeuw of vorst hadden we gelukkig geen last. We woonden net een half jaar in ons nieuwe huis, middenin een nieuwbouwwijk. Tijdens de zwangerschap hadden we wel eens tegen elkaar gezegd: 'je zou maar met weeën door deze bouwput moeten rijden'. En inderdaad ging iedere hobbel door merg en been.

Eenmaal thuis kreeg ik een enorme weeënstorm. Mijn moeder heeft Anoek toen meegenomen en is weer naar huis

gereden. Helaas bleek later dat ze ook de blauwe tas mee had genomen met daarin onder andere het fototoestel en mijn telefoon. De verloskundige kwam gelukkig vlot, omdat de eerste bevalling snel was gegaan. Het was die nacht nog lastig om de kraamzorg te pakken te krijgen omdat het natuurlijk Kerst was.

"De A12 was die nacht van onze familie."

Op een gegeven moment wilde ik per se dat Leo boven kwam. Zeven minuten later kwam ons kerstkind Floor ter wereld. Geboren om 00.12 uur in de nacht van Eerste op Tweede Kerstdag. Ze was zeker niet het enige kerstkind in de buurt, want ze was de derde van die avond voor de verloskundige. Omdat we geen fototoestel hadden, heeft de vroedvrouw met haar ouderwetse Nokia-telefoon een paar wazige foto's van Floor gemaakt.

Later die nacht om 01.30 uur zijn mijn moeder, zus en Anoek gekomen om Floor te bewonderen. Voor mijn moeder was het dus de derde keer dat ze hetzelfde stuk reed. Het leek wel of de A12 die nacht van onze familie was. Acht dagen na Floor is Joost geboren, de zoon van mijn broer. Mijn eerste uitje was een kraamvisite in Tilburg. Het verschil tussen de baby's was enorm. Joost was te vroeg en piepklein. Floor leek met haar 4100 gram wel een reuzin naast hem.

Ondanks dat iedere bevalling anders is, hebben die van mij ook overeenkomsten. De kinderen zijn allemaal thuis geboren en in recordtempo. In totaal waren ze er in elf uur tijd. Normaal is dat voor één bevalling al snel. Bij de komst van alle kinderen was er steeds ook een sterfgeval binnen de familie; de een komt en de ander gaat. Alle drie hebben ze een ander karakter, maar als ik zou moeten kiezen dan is Floor degene die het meest 'geschikt' is om met Kerstmis jarig te zijn. Ze houdt er niet zo van om in het middelpunt van de belangstelling te staan en vindt het prima dat er altijd maar weinig bezoek is. Het heeft vast zo moeten zijn."

Naam: Edward Vermeulen	Beroep: Casebehandelaar bij Achmea
Leeftijd: 44	Zorg en Gezondheid
Woonplaats: Hattem	Vader van: Tobi (11)

'Een zitplaats voor een toeschouwer'

'IN HET ALGEMEEN kun je stellen dat ik lange tijd een somber wereldbeeld heb gehad. Zo'n aanslag als in 2001, dat kun je toch als normaal mens niet bevatten? Waarom maken de mensen elkaar het leven zo zuur? Voor mij was dit een van de belangrijkste redenen om geen kind op de wereld te willen zetten. Wat voor toekomst zou hij of zij nou in vredesnaam kunnen hebben? Mijn vrouw Herma was op dat moment ook nog niet aan kinderen toe. We hadden ons leven aardig op de rit: vaak naar het theater, weekendjes weg, veel vrijheid.

Ook was ik al jaren een groot Ajax-supporter. Vaak stond ik urenlang mijn club aan te moedigen. Vooral bij topwedstrijden was ik lang van tevoren aanwezig in ons sta-vak H. Je moet een keer in de oude Meer geweest zijn om die sfeer te snappen. Sowieso zijn er nu geen staanplekken meer in een voetbalstadion, maar in die tijd stonden er achter iedere goal 6500 uitbundige supporters. Het afscheid in 1996 viel me dan ook zwaar; van mij hadden we niet naar die Amsterdam Arena hoeven verhuizen.

Toen mijn vrouw eind 2001 zwanger bleek te zijn, was ik blij verrast. Ik had me eerder op een kinderloos leven ingesteld en vond dat eigenlijk wel prima. Maar aan de andere kant leek het me ook geweldig mooi om

35

"Had ik nou echt het belangrijkste moment gemist?"

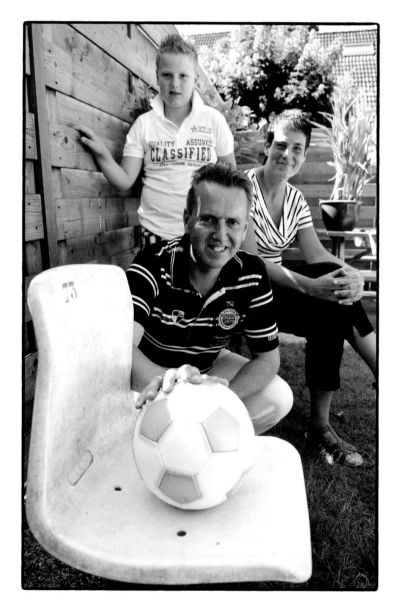

vader te worden. Ik had dus vooral gemengde emoties. De zwangerschap zag ik meer als 'haar ding'; als man kun je daar uiteindelijk toch weinig mee. Het 'normale leven' gaat verder, je blijft gewoon werken en lichamelijk verandert er ook niets bij jou. Wel heb ik geprobeerd zoveel mogelijk te helpen en ben ik ook mee geweest naar een pufavond. Maar een band met mijn ongeboren kind? Nou, nee. Angst voor de bevalling voelde ik niet, gewoon rustig afwachten hield ik mezelf voor. Toegegeven, als ik bloed op de televisie zie zap ik altijd snel weg, maar zo'n bevalling zou ik toch wel goed moeten doorkomen? Ik kon toch ook urenlang in het stadion staan als het bloed-stollend spannend was?

Ik was ooit een keer eerder flauw-gevallen. Dit gebeurde destijds op mijn werk waar, midden op de dag en zonder directe aanleiding, een mannelijke collega in elkaar zakte. Later bleek dat hij een hartaanval gekregen had. Het gebeurde vrijwel voor mijn neus. In mijn herinnering merkte ik nog net dat ik licht in mijn hoofd werd en een stap achteruit zette. Vervolgens werd het zwart. Een nare val op mijn achterhoofd en een hersenschudding was het vervolg. Was ik vervolgens een paar weken afwezig van mijn werk. Nog jarenlang is daar regelmatig over gesproken.

"*Het ritje naar het ziekenhuis was zenuw-slopend.*"

37

De avond voor de bevalling was ik nog zonder Herma naar het theater gegaan in Rotterdam. Natuurlijk had ik vooraf toestemming gevraagd aan haar. Gelukkig bleef het rustig tot ik thuiskwam. Die nacht begonnen de weeën. De verloskundige kwam eind van de nacht bij ons. Toen het thuis niet lukte, moesten we naar het ziekenhuis gaan. Ik kan me nog goed het zenuwslopende autoritje richting ziekenhuis herinneren. Aldaar stond het kind op punt van komen. Twee jonge dokters waren er op de kamer, maar het hoofd bleek vast te zitten in het geboortekanaal. Er moest een vacuümbevalling gedaan worden en een oudere dokter werd gebeld. Terwijl de twee jonge dokters aan de vacuümpomp trokken, leunde de oudere dokter op Herma en duwde krachtig op haar buik. Het laatste dat ik me herinner was dat de cup met geweld naar buiten schoot, zonder kind eraan. Gelukkig stond er een stoel achter me. Ik voelde me slap worden en pakte de leuning van de stoel vast en liet me daarop vallen. Toen ik mijn ogen weer open deed, keek ik in het gezicht van een kind. Mijn kind! Had ik nou ècht het belangrijkste moment gemist? Een klein moment later kwam het gevoel van trots en begon ons geluk.

Na de bevalling werd ik nog lang in de watten gelegd door de vrouwelijke verpleegkundigen. Vonden ze wel aandoenlijk denk ik, zo'n vader die flauwviel. De opmerking van mijn vrouw "Zeg, ik ben er ook nog!" riep het personeel weer even tot de orde. Gelukkig kon ik wel snel gaan genieten van onze stevige zoon. 4810 gram woog hij. Waar ik in eerste instantie vaak twijfelde over een kind, ben ik tot aan de dag van vandaag dolblij met Tobi! Mijn droom, samen met hem een seizoenskaart, is helaas nog niet uitgekomen. Aangezien hij meer van tennis houdt, moet het raar lopen wil het er nog van komen. Eén ding ben ik wel heel consequent gaan doen: sinds zijn geboorte raad ik alle mannen in mijn omgeving die een kind verwachten aan om in ieder geval altijd een stoel achter zich neer te zetten tijdens de bevalling."

'Het was een bijna religieuze ervaring'

'OP KONINGINNEDAG 2009 was ik ruim 41 weken zwanger. Ik baalde als een stekker en zat echt te wachten tot de kleine zich aandiende. Mijn eerste bevalling duurde 22 uur en eindigde na een vreselijke autorit in het ziekenhuis. Ik wilde nu graag thuis bevallen en was bang dat dit zou mislukken, omdat ik met 42 weken zou moeten worden ingeleid. Die bewuste 30 april pleegde een man die vreselijke aanslag in Apeldoorn, waarbij vijf mensen omkwamen. Iets later hoorde ik dat het nota bene een plaatsgenoot was. Ineens was ik toen dankbaar dat ons kindje nog even bleef zitten en berustte ik in de situatie.

De eerste dag van mei had ik een wat zwaar gevoel in mijn buik. Ik sloeg er weinig acht op en at 's avonds nog gewoon pannenkoeken met het gezin mee. Voor de zekerheid hield ik het er bij twee, want ik kan me de nasi met satésaus van de eerste bevalling nog levendig voor de geest halen. Zwaar tafelen is geen pretje als je vervolgens moet overgeven. Na wat flinke krampen besloot ik mijn moeder te bellen om Sten van 4 op te komen halen. Het leek me nog niet urgent, omdat de weeën nog maar net gestart waren, maar ik besloot het zekere voor het onzekere te nemen. Ik zei er wel bij dat ze rustig aan kon doen. En toen begon het. Ik dacht dat ik moest poepen en kwam niet meer van de wc

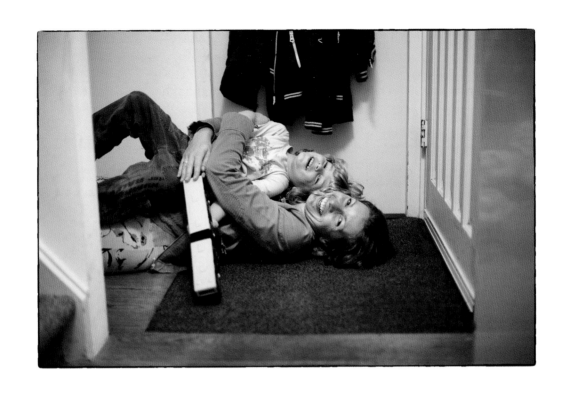

"Ik besefte me dat
        het hoofdje eruit kwam."

af. De weeën waren zo enorm heftig en volgden elkaar zo snel op dat ik het uitschreeuwde! Ik voelde me er goed bij, was niet in paniek en besloot alle puftechnieken te laten voor wat ze waren en volgde mijn instinct.

"Ik riep een aantal maal hoe gaaf het was."

Na ongeveer een uur kwam mijn moeder binnen en ging naar boven om mijn man Nard af te lossen bij Sten, die op dat moment in een badje zat. Mijn vliezen braken en Nard belde verloskundige Bianca. Plotseling voelde ik een enorme druk van onderen en besefte dat het hoofdje 'stond'. Ik voelde met mijn hand en besefte dat de baby eraan kwam. Ik waarschuwde mijn man die wederom Bianca belde. Ik raakte in mezelf gekeerd en wist dat ik op mijn eigen kracht moest vertrouwen. Ondanks de onverwachte situatie was ik niet in paniek en voelde ik me vooral opgewonden dat ik het dit keer helemaal zelf mocht doen. Ik riep zelfs een aantal maal hoe gaaf het was! De verloskundige zei aan de telefoon dat ik moest gaan liggen. Eerst riep ik dat ik dat niet kon, maar Nard hield vol en ik viel in de gang vanaf het toilet neer op de grond onder de kapstok. De verbinding met Bianca werd in alle hectiek per ongeluk verbroken.

41

Zonder dat ik actief hoefde te persen, werd de baby geboren. Nard ving hem op, haalde de navelstreng om zijn nekje weg en wreef hem droog. De baby ademde, maar huilde niet en was een beetje grijs. Mijn moeder en Sten zijn ook naar beneden gekomen. Onze oudste was absoluut niet bang of geschrokken. Nadat de baby was gaan huilen, keken we samen onder de doek of hij een broertje of een zusje had gekregen. Het bleek een jongen en resoluut noemde Sten zijn naam: Jouke. Bianca kwam lachend binnen. Later vertelde ze dat iedereen in de gang zo straalde, dat het onmogelijk was om niet te grijnzen.

Die nacht deden we geen oog dicht en haalden we aan één stuk door herinneringen op. Wat geweldig om op deze manier in zeventig minuten je kind op de wereld te mogen zetten. Het was een bijna religieuze ervaring en ik voelde me oneindig dankbaar. Voor mij was het ook een levensles. Ik ben een enorme control freak, maar heb geleerd om dingen meer los te laten. Ik denk dat mijn eerste bevalling mede zo lang duurde doordat ik alleen maar 'in mijn hoofd zat' en alles volgens het boekje wilde doen. Ik kon me toen niet aan de situatie overgeven. Na deze bijzondere tweede geboorte durfde ik ineens als freelancer voor mezelf te beginnen. Het was net het laatste zetje dat ik nodig had. Mijn zelfvertrouwen is toegenomen. Het verschil in karakter tussen mijn kinderen past precies bij de manier waarop ze ter wereld zijn gekomen. Sten is meer afwachtend en een denker. Jouke is een zelfverzekerd en evenwichtig mannetje. Samen waren we klaar voor deze bevalling."

Naam: Tjits Potijk	Woonplaats: Paramaribo, Suriname
Leeftijd: 35	Vader van: eerste kind op komst
Beroep: Gynaecoloog	

'Touché!'

'HET ZAL BEGIN 2005 zijn geweest. Zo'n dag in februari waar het kwik net de 10 graden haalt, maar waar het voelt alsof de lente in al haar omvang is losgebarsten. Als grasgroene arts-assistent gynaecologie had ik net de fijne kneepjes van het vak geleerd. Tijdens één van mijn eerste diensten in het Haagse stadziekenhuis werd ik bij een poliklinische bevalling geroepen, waarbij een vrouw met haar eigen verloskundige in het ziekenhuis komt bevallen. Helaas stond de eigen verloskundige van de vrouw vast bij een andere bevalling en de haren van de baby waren al zichtbaar! Telefonisch werd me gevraagd "of ik de laatste loodjes van de baring wilde begeleiden?" Op dergelijke momenten sta je uiteraard klaar voor je collega's en aangezien het de derde bevalling van de barende betrof, weet ik nog dat ik dacht: "Dat zal wel zo gepiept zijn." Het ging zelfs zo vlot, dat mijn "Ho, ho, niet meer persen...!" te laat kwam. Met als gevolg dat de onderkant van mevrouw fors inscheurde.

Op de krappe bevalkamer sla ik aan het hechten. Direct komt de tot dan toe vrijwel afwezige vader ineens wel erg geïnteresseerd over mijn schouder meekijken. Het betreft een echte Hagenees van ongeveer 2 meter hoog, 1 meter breed en een matje in de nek. Op dat moment zie ik ook pas het blikje

"Heppu da nodig dan?!"

bier in zijn hand. In mijn herinnering was er "ADO" in zijn nek getatoeëerd, maar dat kan ik er in de loop van de jaren ook bij gefantaseerd hebben. Het had gekund in ieder geval. Ik ruik het bier als hij in mijn oor bromt: "Zet maar een extra steekje, hoor, dok! Lekker strak maken!" Ik weet absoluut niet of en hoe ik moet reageren, dus besluit ik te zwijgen. Dit in tegenstelling tot de kraamverzorgende die op dat moment bezig is de pasgeboren baby aan te kleden. Zij, een Haagse met roodgeverfd stekeltjeshaar en ongeveer half zo lang als de man, kijkt over haar schouder naar achteren en neemt hem van kop tot teen op. Dan spreekt zij de legendarische woorden: "Heppu da nodig dan?!" De vader kijkt een seconde naar zijn eigen schaamstreek en gaat zonder iets te zeggen in zijn zelf meegebrachte strandstoel zitten. Nooit heb ik met een grotere glimlach op mijn gezicht het hechten afgemaakt."

45

'H42 en E19: bedankt!'

'WE ZIJN 25 jaar samen en in 2001 getrouwd. Een kinderwens hadden we altijd al. Vijftien jaar geleden, tijdens een duikvakantie in Eilat, hebben we besloten er echt voor te gaan. Als lesbisch stel kom je dan in een heel proces terecht, waarin je veel lastige keuzes moet maken. Hetero's kunnen in een dronken bui per ongeluk een kind verwekken, maar dat is bij ons dus wel anders. We hebben er voor gekozen om een onbekende man als donor te kiezen. Dit vooral omdat we bang waren dat een bekende donor, bijvoorbeeld een goede vriend, zich toch in de opvoeding wilde mengen. We wilden echt een eigen gezin, zonder vaderfiguur op de achtergrond.

Wel kozen we voor de mogelijkheid dat onze kinderen op hun zestiende, via het ziekenhuis, contact op kunnen nemen met de betreffende man. Gelukkig hadden we geen problemen met de keuze wie de baby zou dragen. Bij mij leefde het verlangen meer om zwanger te zijn en een bevalling mee te maken dan bij Marijke en dus zou ik de biologische moeder worden. Van tevoren mag je aangeven welke uiterlijke kenmerken je belangrijk vindt. Er werd een foto van ons gemaakt en we hebben op het formulier ingevuld dat we het fijn zouden vinden als de baby zoveel mogelijk op Marijke leek. Na zo'n twaalf pogingen was het raak en was ik na twee jaar zwanger. Het zaad wordt met een soort van rietje ingebracht met daarop een code. De eerste keer was dat H42.

De zwangerschap verliep heel goed en bijna twee weken na de uitgerekende datum begonnen de weeën. We wilden graag thuis bevallen, maar uiteindelijk moesten we toch naar het ziekenhuis omdat de vliezen langdurig gebroken waren. De zus van Marijke, Marianne is verloskundige en heeft de bevalling in het ziekenhuis kunnen afmaken. Het was tof van het ziekenhuis daar dat zij het mocht doen. Marijke voelde zich tijdens de bevalling machteloos, omdat ze niks voor me kon doen. Het moment dat onze dochter geboren werd, was fantastisch en emotioneel. Marijke verwarde de navelstreng nog even met een piemel, maar het was toch echt een meisje. Zij heeft de navelstreng doorgeknipt en de volgende dag aangifte gedaan."

Marijke: "Die aangifte had ook nog wat voeten in aarde. De gemeente-ambtenaar was een oudere man die er niets van snapte. Ik vertelde dat mijn dochter die ochtend geboren was. "En nu staat u alweer hier?!" vroeg hij

verbijsterd. Op een bepaald moment trok hij zich even terug om, volgens mij, zijn gedachten te ordenen. Na een hoop gedoe is het toch gelukt. Je merkt aan alles dat de samenleving niet op ouders van hetzelfde geslacht is ingericht. Zo kon onze dochter niet mijn achternaam krijgen en zou ze in geval van overlijden van Saskia, niet automatisch aan mij worden toe-gewezen. Bij de geboorteberichten in de krant werd mijn naam ook niet genoemd. Dat zijn toch pijnlijke momenten.

"Helaas lukte het mij niet om zwanger te worden."

Toen we voor een tweede besloten te gaan, was ik van gedachte veranderd. Ik had de bevalling zo magisch gevonden; dat wilde ik ook meemaken. Dat onze kinderen dezelfde donor

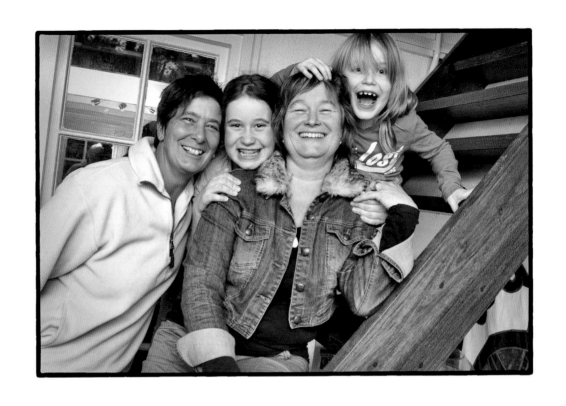

"De aangifte had
heel wat voeten in aarde."

hadden, vonden we belangrijk. Helaas lukte het mij niet om zwanger te worden en er was nog maar voor één poging zaad van die donor over. Met pijn in ons hart hebben we besloten dat Saskia die poging door middel van IVF zou ondergaan. Het lukte, maar na tien weken kreeg ze een miskraam. Onze tweede is dus van een andere donor. Saskia is vervolgens vlot zwanger geraakt en gelukkig is ook deze zwangerschap goed verlopen. Ze was al 42, dus daar zijn we erg dankbaar voor. De code van het rietje was dit keer E19. We hebben wel eens voor de grap gezegd: zullen we een advertentie in de krant plaatsen met 'H42 en E19 bedankt'?"

Saskia: "Deze bevalling moest helaas ook in het ziekenhuis plaatsvinden, omdat er geen persweeën kwamen en er wel volledige ontsluiting was. We waren dolblij met onze zoon Jeppe, die helemaal gezond was. Hij is hoogblond, dus de uiterlijke kenmerken van Marijke zijn bij hem niet echt door-gekomen. Onze kinderen zijn nu 6 en 11. Nooit zijn ze op school gepest met hun

twee moeders. Ze noemen ons 'mama', Saskia en 'memmie', Marijke. We zijn ook altijd heel open naar iedereen over ons gezin. Toen Ayleen in groep drie zat hebben we gevraagd of de juffrouw aandacht wilde besteden aan verschillende gezinssituaties."

Marijke: "We proberen onze kinderen te leren dat we blij mogen zijn dat we in Nederland wonen. Als je bijvoor-beeld naar Rusland kijkt, dan zou het een heel ander verhaal zijn. Wij hebben eigenlijk geen vervelende ervaringen. Wel reageren mensen soms opmerkelijk. Zo ben ik meer de mannelijke van het stel vinden veel mensen. Als ze dan horen dat ik nog geen schroefje kan vastdraaien en dat ik altijd kook, zijn ze in verwarring. Ook vroeg iemand een keer aan me: "Maar wat doen jullie dan in het weekend zoal?" Lachend antwoordde ik: "Nou gewoon, de tuin wieden en bood-schappen halen, zoals traditionele gezinnen dat ook doen."

Saskia: "Naar ons idee missen de kinderen geen vaderfiguur. Ayleen wordt nu wel wat meer nieuwsgierig naar het uiterlijk van haar biologische vader. Onze zoon mist soms mannelijke energie in ons vrouwenhuishouden. Daar proberen we dan wat mee te doen, door hem bijvoorbeeld met mannelijke vrienden en familieleden te laten optrekken. Jeppe vertelt aan iedereen uitgebreid hoe het zit.

Afgelopen zomer op de camping zaten zijn nieuwe vriendjes ademloos te luisteren naar zijn verhaal. Hij vertelde dat zijn moeders alleen maar eitjes hebben en dat ze een zaadje in het ziekenhuis hebben gehaald. Trots zaten we mee te luisteren naar zijn openhartige uitleg."

'Ik zou ieder kwartaal wel willen bevallen'

'JEZELF VOORTPLANTEN IS voor mij echt een oerdrang. Ik kan meer redenen verzinnen waarom het beter is om geen kinderen te krijgen dan wel, maar tegen je instinct ben je niet opgewassen. Ik heb een schildklierafwijking en volgens mijn internist duurt het dan gemiddeld vijf jaar om zwanger te raken. Op mijn 26^e begonnen mijn vriend en ik daarom met proberen en al binnen een jaar was het raak. Ik ben een heel nuchter type en had de hele zwangerschap zin in de bevalling. Ik wist ook zeker dat ik het zou kunnen. Als dramadocent werk ik veel met mijn lijf en ik wist dat ik er toe in staat zou zijn. "Als alle vrouwen het kunnen, kan ik het zeker" was mijn uitgangspunt.

Uit nieuwsgierigheid heb ik veel over baren gelezen, maar ik ben niet op een zwangerschapscursus gegaan. Ik hoorde dan van die verhalen over oefeningen waarin je "in contact moest staan met de aarde" en zo. Toen was ik er al op voorhand meteen klaar mee. Ook boeken als 'Duik in je weeën' waren niet aan mij besteed. Als mensen informeerden of ik tegen de bevalling op zag, zei ik altijd: "Mijn Zuid-Afrikaanse oma bukte achter een boom en baarde een kind. Ik denk dat ik het wel red hier in een Nederlands ziekenhuis."
Tijdens de openingstune van Pauw & Witteman kreeg ik mijn eerste wee. Ik vond het gevoel erg meevallen, maar wist toen nog niet dat het een

51

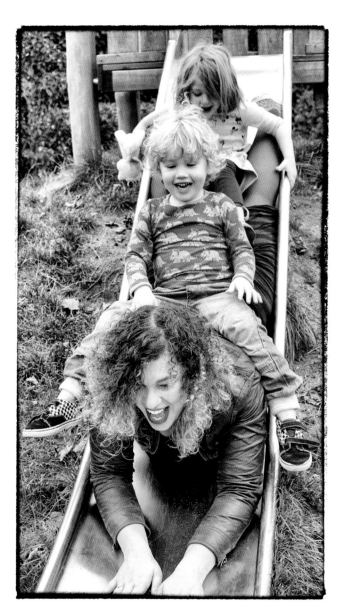

"Mijn oma
bukte achter
een boom
en baarde
een kind."

glijdende schaal zou zijn. Na een tijdje zijn we naar het ziekenhuis gegaan; vanwege mijn schildklierafwijking mocht ik niet thuis bevallen. De verloskundige was echt een modepopje en vlak voordat ze met een soort breinaald mijn vliezen ging breken, vroeg ik nog of ze haar horloge niet even af moest doen. Vervolgens heb ik vier keer geperst en 'plop' daar was onze dochter Leyla. Fantastisch, dat oergevoel dat loskwam! Ik heb echt geen moment aan pijnstilling gedacht. Alleen al om het gevoel van een bevalling zou ik ieder kwartaal wel een kind willen baren.

Van de tweede was ik ook weer vlot zwanger. Mijn dochter dronk zelfs nog aan de borst. Ik kon me niet voorstellen dat ik ooit een jongen zou krijgen, want in mijn familie komen alleen maar meiden voor. Mijn vriend choqueerde de echoscopist van de 20 weken-echo nog even met een fout grapje, door te zeggen dat hij liever een jongen zonder armen had dan een meisje met armen. Toen inderdaad bleek dat het een jongen was, moest ik

wel even aan het idee wennen. "Goh, iemand met een piemel, wat moet ik daar nou mee?" dacht ik.

"Ik appte dat ik in mijn broek had gepist."

53

Met 39 weken stond ik op uit bed en had ik een natte broek. Ik belde mijn moeder en appte nog even een rondje dat ik in mijn broek gepist had. Even later opperde mijn schoonmaakster dat het wel eens zo zou kunnen zijn dat mijn vliezen gebroken waren. Ik ben toen nog gewoon gaan lunchen ondanks wat weeën. Mijn schoonouders belde ik wel alvast, want die wonen helemaal in Zeeland en zij zouden op mijn dochter passen. Eenmaal in het ziekenhuis kwam ik om 19.03 uur de douche uit, om 19.05 uur ging ik persen en om 19.08 uur 'plop', daar was Yoah. Hij kwam als een superman met zijn handje vooruit naar buiten, dus dat was wat minder comfortabel. Het was een gezonde vent van 3,6 kilo. Ik heb even een flink potje gejankt en toen zijn we in de auto naar huis gestapt.

Ik barstte van de honger en om 22 uur is mijn vriend nog naar een pizza-tent gegaan om pizza te halen. Eigenlijk waren ze al dicht maar nadat hij een foto van onze kersverse zoon had laten zien, kreeg hij toch eten mee. Mijn twee bevallingen waren kortom dus helemaal top. Ik probeer zwangeren altijd een hart onder de riem te steken. Ik vind dat veel vrouwen elkaar onnodig bang maken en te negatief zijn. Bevallen is een geweldige ervaring waar je van moet genieten. Natuurlijk gebeuren er ook nare dingen, maar waarom zou je daarvan uit gaan? Meestal gaat het goed toch? Als ik ooit een derde krijg, kijk ik nu al uit naar de eerste wee. Laat maar komen die baby!"

'Goed gevangen papa!'

'VERWACHT VAN MIJ geen roze-wolk-verhaal over de zwangerschap... Vanaf 12 weken kon ik al niet meer werken; bekkeninstabiliteit zorgde voor zoveel pijn dat ik nauwelijks op of af kon. Een terugkerend laag suikergehalte maakte dat ik me op onvoorspelbare momenten ook nog eens erg duizelig voelde. Al met al was het niet bepaald zoals ik me het had voorgesteld.

Zo'n beetje 2 weken voor de uitgerekende datum begonnen de eerste weeën; ze waren irritant maar op zich had ik er niet zoveel last of pijn van. Het was meer een gevoel dat je in elkaar wordt gedrukt, echt een druk op de botten. Omdat alles natuurlijk nieuw was ben ik twee keer 'onterecht' naar het ziekenhuis gegaan. Telkens werd er nul centimeter ontsluiting gevoeld. "Ze zien me weer aankomen" dacht ik op een gegeven moment. De derde keer was het wel raak en kwam de ontsluiting voorzichtig op gang. Na een aantal uren had ik helaas nog steeds maar 3 cm en moest ik iets tegen de pijn krijgen. Omdat de anesthesist al naar huis was, kreeg ik eerst een soort van morfineachtige injectie. Petidine heette dat spul volgens mij. "We proberen dit eerst en als het niet helpt krijg je later alsnog de ruggenprik" zei de verpleegkundige tegen me. Het effect van de injectie was dat ik werkelijk zo stoned als

55

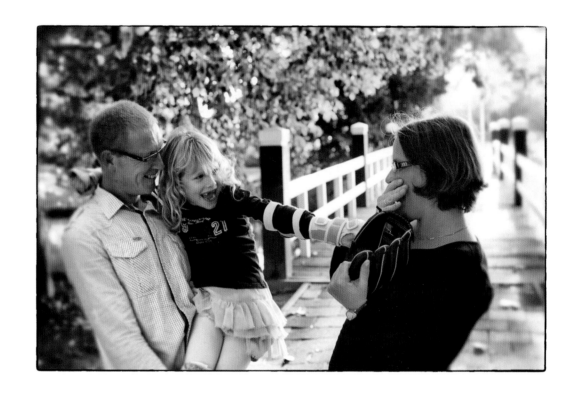

"De pijn werd
alleen maar erger"

een garnaal werd! Tussen de weeën door zag ik roze olifanten over de verloskamer banjeren en tijdens de wee had ik nog steeds veel pijn.

In de loop van de avond werd de pijn alleen maar erger, maar omdat ik beenweeën had zag het personeel deze niet terug op het CTG. Om elf uur 's avonds had ik 5 cm en werd gezegd dat ik maar moest gaan proberen te slapen. Hoe zou ik dat nou kunnen?! Helaas was ik te stoned om me goed te kunnen uitdrukken. Een uur lang kroop ik op handen en voeten door het bed. Achteraf had ik misschien toen al persdrang. Omdat de verpleegkundige mijn weeën nog steeds niet zag op het apparaat, stelde ze voor dat ik even onder de douche moest gaan zitten. Mijn man Jos moest me half dragen naar de douche en zelfs toen ik bijna viel werd er geen hulp aangeboden. Gelukkig bleef Jos telkens bij me. Ik denk dat ik ruim een uur onder de douche zat toen het onvermijdelijke gebeurde: het kind kwam eruit! Jos kon haar nog net opvangen en heeft half liggend met zijn voet aan het noodkoordje getrokken. De eerste verpleegkundige die binnenkwam riep: "Nee, dit kan niet!" en snelde meteen weer weg. Toen ik daarna weer in bed werd gelegd en de moederkoek geboren was, bleek ik een grote scheur van onderen te hebben. Nadat dat gehecht was, is Jos midden in de nacht naar huis gebonjourd.

"*Mijn man werd midden in de nacht naar huis gebonjourd.*"

57

Ireen deed het gelukkig goed, maar zelf heb ik een klacht tegen het ziekenhuis ingediend. Zelfs de co-assistent had me dit geadviseerd. Naast de weinige hulp en het feit dat ik fors ingescheurd was omdat het allemaal zo hard ging, vind ik het ergste dat ik er weinig meer van weet en het feit dat iedereen zo gefocust was op het CTG-apparaat.

Dit heeft ervoor gezorgd dat ik onder de douche mijn kind kreeg zonder deskundige hulp. Vijf dagen na de bevalling bleek ook nog eens dat mijn linker en rechter bekken 4 centimeter verschoven waren ten opzichte van elkaar. Dat is toen rechtgezet door de huisarts en de fysiotherapeut. Nu moet ik dat nog steeds een paar keer per maand laten doen en is Jos er inmiddels ook aardig handig in. Naar aanleiding van de klacht is er gelukkig een aantal zaken veranderd in dat ziekenhuis; dan is het toch niet allemaal voor niets geweest.

We zijn dolgelukkig met Ireen maar een nieuwe zwangerschap heb ik nog steeds niet aangedurfd. Er is niemand die een uitspraak wil doen over de kans dat ik weer zoveel bekkenklachten krijg. Een van de artsen heeft gezegd dat er zelfs een kans is dat ik in een rolstoel beland na een volgende zwangerschap. Omdat ik ook nog eens een erfelijke oogziekte heb met een kans op blindheid, zou dat funest zijn. Dus schuif ik de keuze nog telkens voor me uit. Het verhaal van Ireen zorgt in onze familie sowieso al voor voldoende gespreksstof. Zo vinden we het bijvoorbeeld allemaal erg bijzonder dat ze zo'n echte waterliefhebber is. Het leukste is wel dat Jos kort na de geboorte een honkbalhandschoen kreeg van zijn zwager, zogenaamd omdat hij zo goed kon vangen."

Naam: Jacqueline Cornielje	Beroep: Business analist
Leeftijd: 32	Moeder van: Tuur (2) en Pia
Woonplaats: Hilversum	(2 maanden)

'Een Limburgse sumoworstelaar'

'TIJDENS DE ZWANGERSCHAP had ik een enorme buik. De laatste weken moest ik mezelf letterlijk van de bank afrollen. Ik dacht: "Het zal wel normaal zijn." Wist ik veel. Het was mijn eerste zwangerschap. Met 32 weken had ik een echo. De baby was al ingedaald en daarom kon de verloskundige alleen zijn buik meten. Ze deed nogal lacherig en vertelde dat het er de schijn van had dat hij al vier kilo was. Dat leek haar sterk en daarmee was de kous af.

Met 39 weken kreeg ik weeën. Na zestien uur afzien en een stagnerende ontsluiting, kreeg ik zondagmiddag 13 augustus 2011 een keizersnede. De anesthesist had ik 's ochtends vroeg al gezien toen ik een ruggenprik kreeg. Hij grapte op dat moment dat ik hem stoorde tijdens zijn ontbijt. "Ben je er nou nog?" vroeg hij nu. Na wat geduw en getrek hoorde ik ineens een massaal: "Ooooohhhh" in de operatiekamer. Ik schrok er van, maar iemand verzekerde me dat er niets ergs aan de hand was. De baby was alleen nogal eeehhh…fors.

Toen ik Tuur voor het eerst op mijn borst kreeg, was ik ontzet. Hij leek niet op mijn man of mij, maar op een sumoworstelaar. Compleet met van die spleetoogjes. Ik kon niet geloven dat dit dikke 'monstertje' uit mij kwam. Dit was toch geen baby meer? Mijn man en ik zijn heel gemiddeld qua postuur

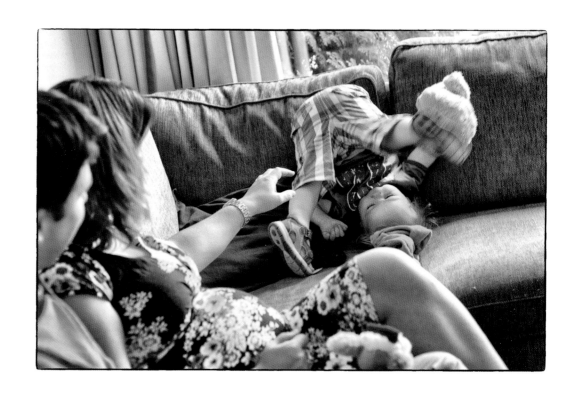

"Er klonk een massaal 'ooooohhh'
in de operatiekamer."

en lengte, dus ik snapte er niets van. Na de bevalling kwamen er steeds verpleegkundigen en dokters langs die me vroegen of zijn gewicht al bekend was. Tuur was een soort attractie. Het was de laatste werkdag van de dienstdoende gynaecoloog voor hij met pensioen ging. Hij ging er dus echt uit met een uitsmijter, zei hij lachend. De verpleegkundigen wilden steeds in de dikke spekbillen van Tuur knijpen. Na een tijdje kwam het verlossende antwoord. Hij was maar liefst 5,5 kilo. Zijn lengte was wel redelijk normaal, 52 centimeter.

"Tuur was een soort attractie."

Mijn man en ik vonden van die ouders altijd zo vreselijk die hun kind de mooiste van de wereld noemden. Dat zouden wij nooit zeggen hadden we van tevoren afgesproken. De eerste avond keken we naar onze slapende zoon en zeiden lachend tegen elkaar dat we die neiging ook absoluut niet hadden. Ik voelde meteen een band met hem, maar of ik hem knap vond? Nee. Ik stuurde wel direct trots een foto naar onze familie en vrienden. Pas nu durven mensen voorzichtig te zeggen dat ze best wel schrokken toen ze hem zagen. Dat kan ik me goed voorstellen. Alle kleertjes in maat 50 en 56 konden terug naar de winkel. Meneer begon in maat 62.

Hoewel het natuurlijk een geestig verhaal is, heb ik het nadien nog wel zwaar gehad. Ik had heel erg het besef dat als ik in een arm land had gewoond, ik de bevalling misschien niet overleefd had. Ik ben weer zwanger en dat vind ik best spannend. Je hoort wel eens dat een tweede vaak wat groter is dan een eerste. Het getal 'zes' komt wel eens in mijn nachtmerries voor. Het gewicht van de baby wordt nu natuurlijk beter in de gaten gehouden. Ik ben ook van verloskundige veranderd. Bij Tuur is het nooit duidelijk geworden wat de oorzaak van zijn dikte was. We hadden beiden geen hoog suikergehalte. Grappig genoeg is hij nu wat onder het gemiddelde wat betreft kilo's.

Laatst stond op nu.nl een bericht over een baby die in China was geboren en ook 5,5 kilo woog. Blijkbaar is zo'n grote baby toch nieuws. Destijds besefte ik dat eigenlijk helemaal niet.

De Limburgse naam Tuur betekent overigens 'beer'. Daar is geen woord van gelogen. Misschien heb ik het over mezelf afgeroepen."

Naschrift: begin oktober 2013 beviel Jacqueline van dochter Pia met een geboortegewicht van 4465 gram.

Naam: Linda Wullings	Beroep: Teamleider Airport Caddy
Leeftijd: 31	Service op Schiphol
Woonplaats: Beverwijk	Moeder van: Esmée (5) en Jasmijn (2)

'Stuur nog maar geen geboortekaartjes'

'BIJ 28 WEKEN voelde ik me niet lekker. Het leek alsof er een riem bovenaan mijn buik werd strak getrokken. Ik lag alleen maar op bed en besloot langs te gaan bij de verloskundige. Zij kon geen oorzaak vinden en aan het einde van het gesprek stelde ik voor dat ze mijn bloeddruk zou meten. Nog steeds denk ik wel eens: stel je voor dat ik dat niet gedaan had, zou ik er dan nu nog zijn? Mijn bloeddruk was zo hoog dat ze het niet kon geloven. Volgens mij iets van 220 boven en 135 onder. Voor ik het besefte lag ik in een ambulance en werd ik met gillende sirenes naar Amsterdam gebracht.

Een professor in het ziekenhuis vertelde me dat ik het HELPP-syndroom had. Ik was in kritieke toestand en zou dezelfde dag bevallen. Het enige dat mijn leven kon redden was het verwijderen van de placenta. Het was een emotionele toestand en veel familieleden en vriendinnen waren naar het ziekenhuis gekomen. Ik had mazzel dat mijn man in het land was, want hij is internationaal vrachtwagenchauffeur. Ik dacht alleen maar aan mijn kind, maar de professor vertelde dat ze altijd kiezen voor de moeder. Ik werd rond 20.00 uur onder narcose gebracht voor de keizersnede. Tijdens de narcose zag ik een wit licht en hoorde het liedje 'I can't stop loving you.' Vier uur later kwam ik weer bij.

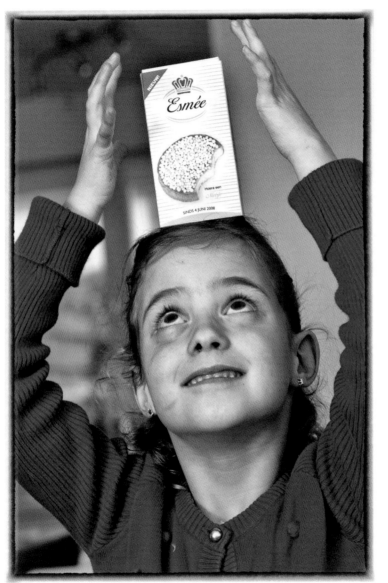

"Een pak
suiker weegt
nog meer."

Mijn man vertelde dat we een dochter hadden van 975 gram en 35 centimeter; een pak suiker weegt nog meer. Om 04.00 uur mocht ik haar voor het eerst zien.

In de couveuse zag ik een klein, met haartjes overdekt baby'tje in doeken gewikkeld liggen. Ze had enorme uitpuilende ogen en zat vol infuusjes. Ik kon niet geloven dat dat mijn kind was en vond het een eng gezicht. Ik voelde nog geen enkele band met haar. We gaven haar de naam Esmée. Gelukkig was het een meisje want we hadden nog helemaal geen jongensnaam bedacht. Met mij ging het ook nog erg slecht en ik lag aan de beademing. Er werd nog even gevreesd voor een longembolie, maar dat had ik gelukkig niet. Pas nadat ik haar op mijn borst mocht leggen na een week, buidelen heet dat, voelde ik me verbonden met haar. Ik heb zelfs kleine beetjes borstvoeding kunnen geven. Ik had van die spuugdoekjes op mijn lijf die bij haar in de couveuse lagen voor de geur. Eén daarvan fungeerde als dekentje, zo klein was ze.

De eerste weken waren heel spannend. Steeds waren er weer tegenslagen waardoor niet zeker was of Esmée het zou overleven. Zo kreeg ze een strepto-kokkenbacterie en de darmziekte NEC. Niemand durfde te voorspellen of ze het ging redden. "Stuur nog maar geen geboortekaartjes" was het advies van de dokters. Ik was bang dat we uiteindelijk rouwkaartjes moesten versturen. Wonder boven wonder sloeg ze zich overal doorheen.

> "Nu is ze de grootste van de klas."

Ze is op 4 juni geboren en ik was 24 augustus uitgerekend. Ik hoorde vlak na haar geboorte dat ze rond die datum misschien naar huis zou mogen. Dat was een houvast voor ons, maar helaas was ze nog niet sterk genoeg toen. In totaal heeft ze zestien weken in het ziekenhuis gelegen.
Op 15 september mocht ze definitief

mee naar huis. Wat was dat een feestdag! Voor het eerst in haar eigen wiegje, zwemmend in kleertjes van maat 44. Het eerste jaar was een inhaalslag voor haar. Nu is ze echter het grootste kind van de klas! Wel heeft ze een laag gewicht en een licht spastische afwijking; haar ene beentje is stijf. Ze kan alles, maar het duurt allemaal wat langer dan bij een ander kind van 5. Ik moest ook lang herstellen. Zo had ik problemen met mijn concentratie en vond ik het oppakken van mijn werk heel lastig.

Over een tweede hebben we lang getwijfeld. We hebben een uitgebreid onderzoek laten uitvoeren en daaruit bleek dat de kans op herhaling 1 op 5 was. Uiteindelijk besloten we er toch voor te gaan. Helaas kreeg ik een miskraam. Mijn derde zwangerschap was door alle gebeurtenissen emotioneel zwaar. De stress was gigantisch en met 16 weken was ik al niet meer in staat om te werken. Stiekem was ik blij dat het weer een meisje was, want ik had gehoord dat die sterker zijn dan jongens als ze te vroeg geboren worden. Rond de 30 weken ging mijn bloeddruk weer stijgen en met 36 weken ben ik ingeleid. Onze tweede dochter Jasmijn was maar liefst 3300 gram en kerngezond. Ik vond haar enorm groot en keek mijn ogen uit. Momenteel denken we zelfs aan een derde, zoveel vertrouwen hebben we door haar gekregen."

Naam: Karen van Keeken	Beroep: Visagiste en grimeuse
Leeftijd: 33	Moeder van: Yan (7) en Pim (2)
Woonplaats: Lent	

'Ineens lig je in een soort slachthuis'

'DE BEVALLING VAN Yan ging eigenlijk prima. Het was een mooie ervaring en zonder gekke dingen kwam hij na een uurtje of acht ter wereld in het ziekenhuis. Toen ik de tweede keer zwanger was, bedacht ik me dat ik graag thuis wilde bevallen. Dat leek me zo gezellig en fijn. In het ziekenhuis vond ik toch alles wel heel medisch. Het idee dat ik de bevalling op eigen kracht in mijn eigen omgeving zou doen, sprak me aan. Helaas verliep deze zwangerschap met meer complicaties dan de eerste. Ik had last van bekkeninstabiliteit en kwam dertig kilo aan. Toch geloofde ik nog altijd in een thuisbevalling. Volgens de verloskundige was dit inderdaad nog gewoon mogelijk.

Met 36 weken werd een hoge bloeddruk geconstateerd. Ik kon het bijna niet geloven, omdat ik normaal gesproken een vrij lage bloeddruk heb. Een stagiaire vertelde mij dat en ik dacht eerst dat ze het gewoon niet goed gemeten had. Een week later bleek mijn bloeddruk nog meer gestegen te zijn en werd ik opgenomen in het ziekenhuis. Mijn vriend Tom en ik bleven gewoon rustig, nuchter als we zijn. Van het idee van de thuisbevalling had ik wel afscheid genomen. Dat was een teleurstelling, maar ik begreep ook wel dat het niet anders kon.
's Morgens kreeg ik een tabletje waar-

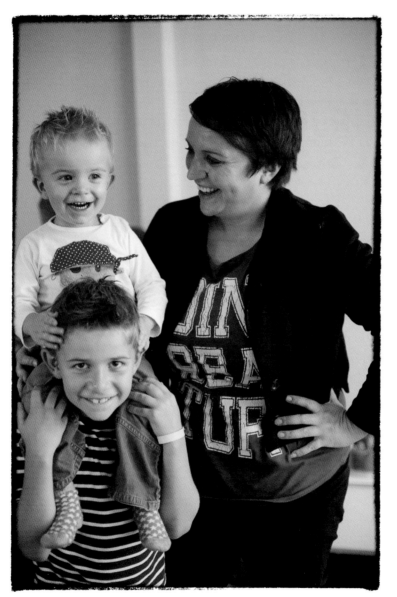

"Het leek
wel alsof
we naar
Timboektoe
reden."

door de weeën op gang konden komen. Er werd gezegd dat dat vaak de eerste keer niet werkte en ik had ook het gevoel dat het bij mij zo zou gaan. Een schoonmaakster vertelde me dat ze talloze vrouwen had gezien waarbij het een tijd duurde voordat de bevalling echt op gang kwam. Op de een of andere maffe manier hield ik me aan haar woorden vast.

Na het tweede pilletje kreeg ik wat sterkere weeën en werd ik naar een verloskamer gebracht. Eenmaal daar luisterde ik mee naar het hartje van mijn zoon. Ik hoorde al snel dat zijn hartslag steeds langzamer werd en keek naar de verloskundige. Zij had een zorgelijke blik en ging vlug een gynaecoloog halen. Voordat ik het wist was ik op weg naar de OK voor een keizersnede. Ik herinner me nog dat het een eindeloze afstand was die ik in mijn bed af moest leggen. Alsof we naar Timboektoe reden! Iemand vroeg of ik nog wat wilde weten, maar ik was overdonderd en helemaal blanco. Van een knusse thuisbevalling naar een spoedkeizersnede was meer dan ik kon

bevatten op dat moment. Het idee van een keizersnede was sowieso nooit in me opgekomen. Op de OK kreeg ik van de zenuwen een quasi-lollige bui. Ik keek naar de muren met van die grote witte tegels en vroeg of ik in een slachthuis terecht was gekomen. Een dokter antwoordde dat er straks iemand het slachtbloed op kwam dweilen. Dat grapje bracht even lucht in de situatie.

"Ik moest enorm huilen van de schrik."

Toen het team begon aan de ingreep lag ik maar wat verdwaasd naar het plafond te staren. Ik had geen idee wat ik kon verwachten en hoe lang het zou duren. Plotseling hoorde ik iemand vragen: "Laat je eens horen?" Ik dacht nog: "Wat moet ik zeggen dan? Wat voor werk ik doe?" En toen hoorde ik gehuil. Daar was Pim, een klein ventje van 2300 gram. Die enorme buik van me zei dus niets over het gewicht van de baby. Gelukkig was hij helemaal gezond. Op de verkoeverkamer hoorde ik dat de verpleegkundigen eigenlijk al op weg naar huis waren en met zichtbare en hoorbare tegenzin waren ze nog even teruggekomen om voor mij te zorgen. Ik moest enorm huilen van de schrik en de onverwachte gebeurtenissen. Tom zei dat ik het goed gedaan had, maar daar was ik het niet mee eens. Wat had ik gedaan dan? Ik had daar alleen maar machteloos gelegen. Thuis duurde het ook wel even voordat ik op de roze wolk kwam. Ik had lang last van het litteken van de operatie en de schok van de spoedkeizersnede dreunde nog wel even na. Het heeft meer impact op me gehad, dan ik had verwacht."

Naam: Marjolein de Jong

Beroep: Adviseur Waterveiligheid

Leeftijd: 31

Moeder van: Enzo (7) en Valentina (2)

Woonplaats: Almere

'Ineens zag ik zijn voetjes'

'**M**ET 21 WEKEN ben ik een keer een nachtje opgenomen in het ziekenhuis, omdat ik veel buikpijn had. De dokters zeiden dat ze toch niks voor me konden doen ook al zou het kind komen en stuurden me weer naar huis. Ik wist ook niet echt wat ik daarmee aan moest. Het was mijn eerste zwangerschap en alles was nieuw voor me. Ik was 24 en bezig met mijn afstudeerscriptie. Mijn Spaanse vriend Ruben en ik waren net vanuit een studentenhuis in Wageningen verhuisd naar een flatje. De dozen waren nog niet eens uitgepakt.

Op een middag toen ik 27 weken zwanger was, zat ik met een vriendin aan de thee. Ik voelde me niet goed en tot mijn eigen verbazing floepte ik eruit: "Ik zal blij zijn als de baby er is." Een beetje een vreemde opmerking, maar ik voelde me die dag ontzettend vervelend. Ik had geen pijn, maar het was meer een gevoel van onbehagen. Dezelfde avond heb ik de verloskundige gebeld, omdat ik buikpijn had. Zij adviseerde om een stukje te gaan wandelen. Dat hebben Ruben en ik gedaan. Daar liepen we dan, verdwaasd een blokje in de buurt. Daarna zijn we met een ongerust gevoel gaan slapen. 's Nachts verging ik van de pijn en strompelde naar de wc. Ineens zag ik op het toilet, tot mijn

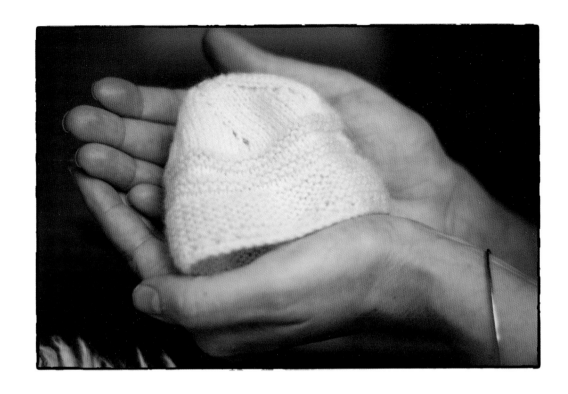

"Zijn hoofdje was kleiner
dan een tennisbal."

ontzetting, voetjes tussen mijn benen! De vliezen waren nog niet gebroken, dus het leek of ons kind in een soort ballon hing.

Ruben heeft de ambulance gebeld, maar in paniek belde hij eerst 911 en sprak Spaans, Engels en Nederlands door elkaar heen. De verloskundige arriveerde eerder dan de ambulance en zag dat Enzo tot zijn schouders geboren was en klem zat met zijn hoofd. Ik zat gehurkt op de vloer van de wc. Voorzichtig heeft zij Enzo eruit gehaald en opgevangen in een handdoek. Ik heb hem toen heel even vastgehad en zag dat hij probeerde te ademen. Ik heb hem toen toegefluisterd dat hij zijn best moest doen en dat hij het kon. Ondertussen was de ambulance gearriveerd. Enzo is toen naar een andere kamer gebracht en een uur lang gereanimeerd. Ruben was daarbij aanwezig. Ik heb al die tijd op het toilet gezeten, totaal in shock. Ik wist dat ik niets kon doen en dat hij in goede handen was. Daar 'rustig' blijven zitten, leek me het beste. Af en toe vroeg iemand aan me of het nog ging. De ambulancemedewerkers moesten improviseren om hem te vervoeren. Ze hebben hem in een spalk gelegd die normaal gesproken voor een gebroken been wordt gebruikt. Een hoopgevend teken was dat hij inderdaad zelf probeerde te ademen. Hij wilde echt leven. Zijn Apgar-score was 1/1/3. Ik geloof dat in het begin alleen zijn hart licht klopte.

"In het begin klopte alleen zijn hart licht."

In eerste instantie is hij naar het ziekenhuis in Ede gebracht. Daar is hij een paar uur geweest. Vervolgens is hij naar Nijmegen vervoerd. 930 gram woog hij en zijn hoofdje was kleiner dan een tennisbal. De artsen vroegen wat zijn leven ons waard was. Achteraf denk ik dat ze ons mentaal wilde voorbereiden op het ergste. Na een week is hij om logistieke redenen naar het WKZ in Utrecht overgeplaatst.

In totaal heeft hij drie maanden in het ziekenhuis gelegen. Wij verbleven een tijd in een Ronald McDonald-huis. Natuurlijk hebben we diepe dalen gekend. Ik zie ons nog intens verdrietig in de bus naar het ziekenhuis zitten, we hadden nog geen auto. Toch hebben we er altijd wel vertrouwen in gehad dat het in orde zou komen. We zijn positieve mensen en hadden het gevoel van: het is niet anders en we moeten er het beste van maken.

De verwerking heeft voor ons uiteraard een tijd geduurd. In het begin was ik boos op mezelf, omdat ik niet goed naar mijn lichaam geluisterd heb. Ik hoop dat ik vrouwen die dit verhaal lezen mee kan geven dat je op je eigen gevoel moet vertrouwen. Kwaad op de verloskundige die zei dat ik moest gaan wandelen ben ik nooit geweest. Zij heeft er later wel op koelbloedige wijze voor gezorgd dat Enzo geboren werd. Met onze zoon gaat het nu hartstikke goed. Het is een vrolijk jongetje van 7. Hij heeft niks aan zijn traumatische start overgehouden. Twee jaar geleden hebben we nog een dochter gekregen, Valentina. Die zwangerschap en bevalling gingen prima. Een 'flinke' meid van 2800 gram die keurig op tijd kwam. Ieder jaar op de verjaardag van onze zoon denken we met een glas wijn terug aan zijn geboorte. Wij zijn door het oog van de naald gekropen, maar hij heeft het gered. En hoe."

Naam: Simone Lip
Leeftijd: 37
Woonplaats: Arnhem

Beroep: Oprichter van
www.inzetvoorborstvoeding.nl
Moeder van Daniël (7), Cas (5) en Lynn (2)

'Pak 'm nou ventje!'

'OVER DE BEVALLINGEN kan ik kort zijn: geweldig vond ik het! Ik zou er zo nog wel tien willen. De eerste in 6 uur, de tweede in 3 uur en de derde weer in 6 uur. Die van 3 uur was dan nog het ergst, dat ging gewoonweg te snel. Ik herinner me dat ik tijdens die bevalling alleen maar "Rietje! Rietje!" kon roepen, terwijl ik bij nummer één en drie met "Mag ik alsjeblieft wat drinken?" aanmerkelijk vriendelijker was. Die dorst tijdens de bevalling vond ik zo opmerkelijk. Misschien bereidt het lichaam zich alvast voor op de grote hoeveelheden die je moet drinken als je borstvoeding moet gaan geven.

Het was voor mij geen vraag of ik het zou doen, maar meer hoe lang ik het zou volhouden. Alles wat ik kon vinden over borstvoeding las ik. Daarnaast liep ik diverse voorlichtingsavonden af. Vier vriendinnen met wie ik tegelijk zwanger was, vonden dat maar overdreven. "Ze zouden wel zien" zeiden ze, eerst dat kind er maar eens uit. Toen kort na Daniëls geboorte de kraamverzorgster kwam, wilde ik er meteen mee aan de slag. Dit zou ons unieke moment worden. Moeder en kind, intens verbonden, zeven keer per dag. Helaas leek het op een grote deceptie uit te lopen. Deze kraamverzorgster drukte Daniël zo stevig aan de borst, dat hij niet de kans kreeg rustig de tepel te pakken.

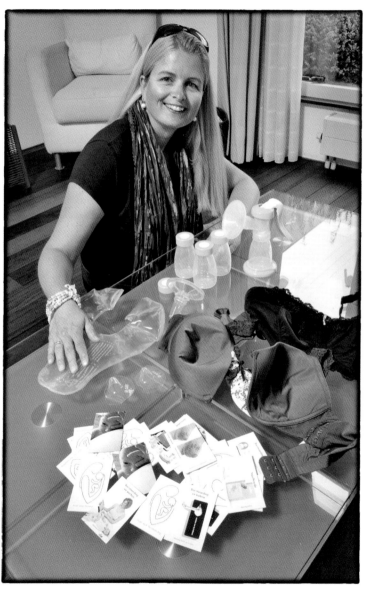

"*Dan voel ik me een pionier.*"

"Pak 'm nou ventje, pak 'm nou ventje" zei ze telkens, zijn hoofd alsmaar harder tegen mijn borsten duwend. Na vier dagen zat haar dienst erop. Ik was kapot, mijn borsten bestonden vrijwel geheel uit bloedende kloven en er was niks meer over van mijn motivatie. De nieuwe kraamverzorgster die kwam, riep bij de eerste aanblik van mijn boezem: "Wat is hier in vredesnaam gebeurd?!" Ze rende weg en kwam terug met een voorraad tepelhoedjes. Eén dag later hadden we het op de rit. Wat was ik blij!

Natuurlijk wist ik dat ik alles wilde doen om mijn kind een goede start mee te geven. Uit alle boeken had ik begrepen dat borstvoeding je kind een betere afweer geeft. Welke moeder wil dat nou niet? Zelf had ik mijn hele leven al regelmatig last van bronchitis, wat natuurlijk een extra motivatie was. Toen Daniël na 3 maanden in het ziekenhuis belandde met een longontsteking, was dat een stevige tegenvaller. Bij de opname vroeg de kinderarts of ik borstvoeding gaf. Zijn woorden die volgden op mijn

knikje staan me nog helder voor de geest. "Wilt u daar alstublieft zo lang mogelijk mee doorgaan? Dat kan namelijk op zijn 10e het verschil betekenen tussen een basisplek in het voetbalteam of een rol als invaller de laatste 20 minuten." Nog altijd ben ik hem dankbaar voor deze aansporing. In het eerste jaar werd hij nog twee keer opgenomen vanwege een longontsteking. Natuurlijk waren er mensen die het nodig vonden om te zeggen dat borstvoeding dus blijkbaar niet helpt. Mijn missie veranderde er niet door.

"Hé Bertha,
ga je weer
aan de slag?"

Ik werkte destijds in een echte mannenorganisatie. Met mijn leidinggevende dacht ik goede afspraken gemaakt te hebben. Zo had ik gevonden dat je per 8 uur werken 2 uur recht hebt op kolftijd. Helaas bleek er op mijn eerste werkdag geen ruimte te zijn geregeld. Ik pakte dus maar een grote stapel A4-tjes, plakte in een half uur tijd de ramen van een doorzichtige vergaderkamer af en schreef op de deur: "Niet storen, ben aan het golfen." Na wat onwennige opmerkingen zoals "Ben je lekker een balletje aan het slaan daarbinnen?" en "Hé Bertha, ga je weer aan de slag?" werd het goed geaccepteerd. De ruimte doet na al die jaren nog steeds dienst als kolfruimte en wordt nu gebruikt door alle vrouwen van het callcentrum. Dan voel ik me toch echt een pionier.

Bij alledrie de kinderen heb ik het bijna een heel jaar volgehouden. Op de meest bijzondere lokaties heb ik gevoed of gekolfd. In de Gotthard-tunnel, het restaurant van de sauna (onder de badjas) en in een voorraad-hok tussen de kratten Rivella. Eén

moment staat me nog specifiek bij. Met vriendinnen ging ik uit eten en ik belde altijd het restaurant van tevoren om de kolfopties te bespreken. Eenmaal in het restaurant wendde ik me na het voorgerecht tot de ober. Hij leidde me naar de keuken, waar middenin een steile ladder stond. "U mag deze ladder op naar onze omkleedruimte, boven wacht een collega u op." Met het kolfapparaat in mijn zwarte rugzak klom ik omhoog, waar een klein Indisch mannetje me inderdaad opwachtte. Zijn toelichting was erg aandoenlijk: "U had ook elektriciteit nodig toch? Kijk, hier heeft u een verlengsnoer. Eén ding heb ik helaas niet hier: muziek. Kunt u het ook zonder?"
Inmiddels heb ik van mijn passie mijn werk gemaakt. Met mijn inzet voor borstvoeding heb ik al diverse jonge moeders kunnen helpen. Dat voelt als een ultieme levensinvulling."

Naam: Martine de Haan	Beroep: Docent Klassieke Talen
Leeftijd: 39	en Geschiedenis
Woonplaats: Zwolle	Moeder van: Bob (7), Merel (5) en Max (1)

'Huilen bij Racoon'

'HELEMAAL STIL WAS het in mijn buik. Geen enkele beweging voelde ik. Een oerinstinct vertelde me dat er iets mis was. In paniek heb ik 's nachts de verloskundige gebeld. Zij hoorde gelukkig het hartje kloppen en daardoor was ik gerustgesteld. Ze drong wel aan om de volgende dag naar het ziekenhuis te gaan voor controle. Dat is achteraf Bobs redding geweest.

Totaal niet zenuwachtig zat ik die middag erop alleen bij de gynaecoloog. 31 weken was ik zwanger van ons eerste kind. Ik kreeg een band om mijn buik om de hartslag te meten. Het gezicht van de arts stond serieus.

Uit ongemak ging ik maar olijk doen en vroeg ik of het nog steeds een jongen was. Het was dus niet goed. De precieze woorden kan ik me niet herinneren. Mijn blikveld werd versmald en het leek alsof ik door een koker naar de dokter keek. De wereld bestond alleen nog maar uit die man. Als eerste belde ik een collega om te zeggen dat ik die dag niet meer zou verschijnen. Hij vroeg of hij naar me toe moest komen. Pas toen begon ik te huilen en drong het tot me door.

Later die middag zat ik met mijn man Gábor op de kamer. Nog steeds met die band om. Plotseling gingen alle alarmbellen af. Onze zoon had een hartstilstand. Het enige dat

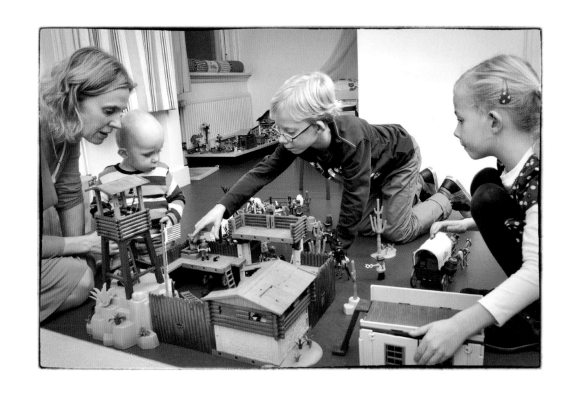

"Buiten zinnen
   begon ik te schreeuwen."

ik nog weet is dat ik buiten zinnen begon te schreeuwen. Ik krijg nog kippenvel als ik daaraan denk. Een verpleegkundige heeft mij toen met haar blik weer 'teruggehaald' naar de werkelijkheid. Ik zal haar bruine ogen nooit vergeten. Bob is vervolgens met een spoedkeizersnede gehaald. Gelukkig heeft iemand foto's met een wegwerpcamera gemaakt. Hij moest gereanimeerd worden. Zijn bloedsomloop werkte niet, hij had een hersenbloeding en leek epileptische aanvallen te hebben. 1300 gram woog hij. Pas uren later kon ik hem zien.

Iemand had een foto van Bob naast mijn bed gezet. Hij leek ontzettend veel op mijn man. Pas toen ik naar die foto keek, kreeg ik het gevoel dat dat mijn zoon was. Van de eerste dagen weet ik alleen nog dat de verpleegkundigen me steeds aaiden. Dat was een heel troostend gevoel. Mijn beste vriendin Nienke en schoonzus Monica hebben Bob in de couveuse opgezocht en aangeraakt. Niet wetende dat dat niet mocht. Gábor heeft er altijd in geloofd dat hij het zou redden. Ik denk

dat die liefdevolle aanrakingen en het optimisme van zijn vader hem er doorheen hebben gesleept. Hij heeft vast gevoeld: bij die mensen wil ik horen.

"Hij heeft vast gevoeld: bij die mensen wil ik horen."

Als door een wonder knapte onze zoon snel op. Na zes weken mocht hij, nog onder de twee kilo, al naar huis. Natuurlijk hebben we er een flinke klap van gehad. Zo kunnen we het liedje 'Love you more' van Racoon, dat destijds een hit was, niet horen zonder te huilen. Ik heb de band een keer een mail gestuurd met ons verhaal. Bob kreeg toen allemaal gesigneerde spullen van hen. Ook barst ik nog steeds in tranen uit als ik mijn gynaecoloog zie of als ik het blauw met roze ziekenhuismutsje van Bob in mijn handen heb. Zelfs het geluid van een klapdeur in het ziekenhuis brengt me terug in die tijd.

Met Bob gaat het heel goed, al heeft hij wel een motorische achterstand. We hebben erg getwijfeld over een tweede. Onze angst bleek voor niets want onze dochter kwam twee weken te laat en woog maar liefst 5 kilo. Bij de derde had ik weer een keizersnede. De gynaecoloog vroeg tijdens de operatie steeds: "Is alles compleet?" "Wat is er nu weer?" dacht ik. "Er mist toch geen vinger of teen?" Toen ik het angstig vroeg, bleek dat hij het over de operatie-instrumenten had. Daar kon ik gelukkig wel om lachen."

Naam: Cecile Urlings	Beroep: Verpleegkundige, werkte in
Leeftijd: 31	2013 een maand in het Mulago Hospital
Woonplaats: Nijmegen	in Kampala.

'Ik zal het geschreeuw nooit vergeten'

'OP MIJN EERSTE dag in Oeganda liep ik onwennig in mijn spierwitte uniform en op lelijke oranje Crocs naar mijn werkplek voor de komende maand. Iedereen keek naar me en de zon brandde op mijn hoofd. Barbara wachtte me op en bracht me naar de vijfde verdieping waar Verloskunde zat. Nu nog kan ik me dat moment herinneren waarop ik voor het eerst die sterke zweetgeur rook en het geschreeuw van alle barende vrouwen hoorde. Werkelijk overal lagen vrouwen op bedden en op matjes op de grond. Gemiddeld bevallen er daar zo'n tachtig vrouwen per 24 uur, bij ons zijn dat er bijna nooit meer dan acht. In verschillende hoeken lagen bebloede doeken. Ik was enigszins voorbereid, maar dit was wel heel heftig.

Later die eerste dag ging ik met Barbara lunchen. Zij zat in de enorme ziekenzaal nog even wat gegevens in een dossier te noteren en ik stond een beetje opgelaten en met mijn handen op mijn rug om me heen te kijken. Ineens zag ik bij een van de kermende vrouw een hoofdje tevoorschijn komen! Ik riep verschrikt naar Barbara die me in alle rust onder haar begeleiding de baby liet 'vangen'. In die beginweek had ik ook mijn eerste nachtdienst. De dienstdoende verloskundige vond dat een mooie gelegenheid om eens een nachtje ongestoord te slapen. Dat kon

"*Tijdens mijn afscheid kon ik alleen maar huilen.*"

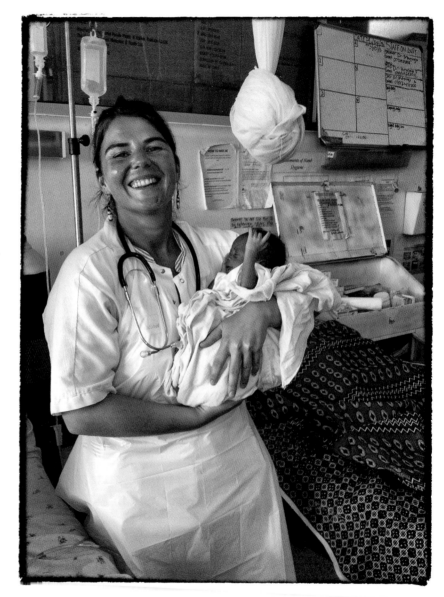

ik haar door de gigantische werkdruk niet kwalijk nemen, maar ik stond er dus wel alleen voor en had de zorg voor zo'n kleine twintig patiënten. Ik keek om me heen zag een vrouw met hevige weeën op een matje liggen. Een ander, met een hoge bloeddruk, lag rustig te slapen. Haar heb ik wakker gemaakt en gevraagd of ze met de vrouw op de grond wilde ruilen. Zo gaat dat daar. Je bent voortdurend aan het improviseren en beoordelen.

In de vier weken dat ik er was, heb ik tientallen bevallingen alleen begeleid. Ondenkbaar hier in Nederland, maar in Mulago Hospital hoort dat bij het werk van een verpleegkundige. Ook heb ik overleden baby's ter wereld geholpen en zag ik moeders sterven. Natuurlijk blijven die dingen je altijd bij. Zo was daar een prachtige vrouw, die moest bevallen van haar derde kind. Voordat ze naar de OK ging, gaf ik haar nog even een knuffel en een compliment over haar mooie gezicht. De volgende dag hoorde ik dat ze was overleden door een fout van de anesthesist. Een meisje van 16 dat beviel van een

zwaar gehandicapt kindje, staat me ook nog helder voor de geest. Die baby moesten we uiteindelijk laten gaan. Ook herinner ik me een lokale dokter die zich na een bevalling met zeer veel bloedverlies zorgen maakte om zijn leren schoenen, omdat er zoveel bloed op de grond lag.

De manier waarop er daar met een bevalling wordt omgegaan, is wezenlijk anders dan bij ons. Hier is direct huid op huid-contact tussen moeder en kind heel belangrijk. Daar legde ik de baby's ook direct bij de moeder op de borst, maar dat werd vies gevonden. Er moest een lap tussen en het liefst moesten de kindjes eerst een beetje toonbaar gemaakt worden, voordat de moeders hen voor het eerst zagen. Ook keken de kraamvrouwen me verbaasd aan als ik naar de naam informeerde. Die wordt daar niet direct gekozen. Een keer vroeg een net bevallen vrouw, die ik flink gecoacht had, me hoe ik heette. 'Cecilia' werd de naam van haar dochter. Daar was ik wel ontroerd door.

Ondanks alle ellende heb ik geprobeerd mijn tijdelijke collega's bij te brengen dat het belangrijk is om plezier te hebben in je werk en een positieve en een enthousiaste houding uit te stralen naar de vrouwen. Ik zong vaak, deed dansjes en scheurde een keer in een rolstoel rond. Aan de patiënten heb ik geprobeerd zoveel mogelijk steun te geven. Al was het maar door middel van een schouderklopje, knuffel of knipoog. We begrepen elkaar niet altijd, maar ik wilde laten merken dat ik me bewust van ze was. Met kleine dingen probeerde ik hun opname in het ziekenhuis dragelijker te maken. Zo liep ik altijd met een tube toucheergel in mijn zak. Daar ging het altijd erg hardhandig, dus als ik iemand maar over toucheren hoorde praten, kwam ik al in een soort 'slow motion' aangerend met de tube paraat.

Tijdens mijn afscheid kon ik alleen maar huilen. De tranen kwamen door de combinatie van vermoeidheid, intense indrukken en blijdschap om de gave ervaring. Ik wil zeker weer terug om te helpen. De mentaliteit op de werkvloer is daar anders dan

hier, maar ik heb veel respect voor de inzet van alle zorgverleners in het ziekenhuis, die met beperkte middelen doen wat ze kunnen. Vaak hebben ze er nog baantjes naast om rond te komen en de voordurende toestroom van patiënten maakt het lastig om het overzicht te behouden en iedere dag honderd procent gemotiveerd te zijn. Dat houdt geen mens vol. Ik heb een maand vol gas gegeven, maar het is anders als dit je dagelijkse werk is.

Op mijn eerste werkdag weer in Nederland was ik aanwezig bij een bijeenkomst over perinatale sterfte. Er was ook een stel dat een kindje verloren had. Als je dan hoort hoeveel nazorg er in Nederland is, dat is ongelooflijk. Daar zittende, realiseerde ik me dat al die vrouwen die ik in Oeganda heb gezien, die ook een baby verloren waren, net zoveel pijn en verdriet voelen. Een moeder is een moeder. Maar daar lopen ze na de bevalling moederziel alleen naar huis en liggen 's avonds in hun hutje te huilen. En niemand die ze dan troost."

Naam: Martine Rake	Beroep: Verpleegkundige
Leeftijd: 38	bij een huisarts
Woonplaats: Groningen	Moeder van: Pien (7) en Flip (4)

'Met een briefje voor Adele'

'MUZIEK IS HEEL belangrijk voor mij. Ik heb een diverse smaak. Zo ga ik graag naar trancefeesten om lekker te dansen, maar hou ik ook van ballads. Aan alle belangrijke gebeurtenissen in mijn leven is een bepaald liedje gekoppeld. Emoties en muziek zijn onlosmakelijk met elkaar verbonden. Mijn man en kinderen zijn ook echte liefhebbers. Pien en Flip dansen en zingen heel graag, ze worden er zichtbaar blij van. Met mijn zoon heb ik ook op peuterdansen gezeten. Dat waren heerlijke momenten.

Ik weet nog goed dat ik met mijn dikke buik op een dinsdag een bank uit ging zoeken, toen ik op de radio voor het eerst 'Make you feel my love' van Adele hoorde. Ik vond het meteen een prachtig nummer en mijn man Jan Peter beloofde de cd voor mij in de stad te gaan halen. Toen ik net 38 weken zwanger was, kreeg ik ineens in mijn hoofd dat er per se een kerstboom moest komen. Op 9 december heb ik nog met een boom op mijn rug lopen sjouwen. Jan Peter vond het maar vreemd dat ik ineens zo'n nesteldrang had, maar liet me wel rustig mijn gang gaan.

De kerstboom was nog geen 12 uur opgetuigd of ik kreeg weeën. Mijn man was net de cd van Adele aan het ophalen in de stad. Eenmaal thuis

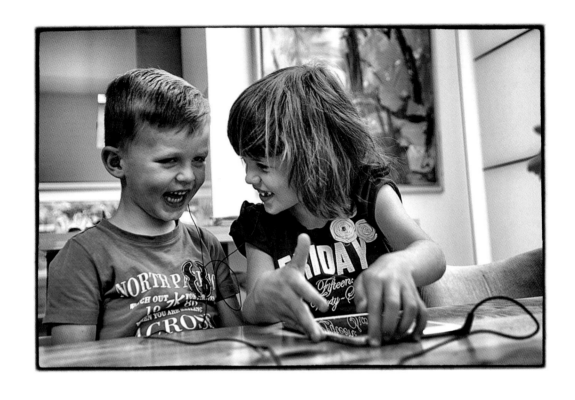

"Misschien stuur ik Adele
        ooit nog eens een briefje."

heb ik de cd op repeat gezet en ben ik gaan rondlopen. Af en toe stond ik even stil. De nummers hadden een kalmerende uitwerking op me. Het is natuurlijk ook rustige muziek met mooie teksten. Na een tijdje zijn we naar het ziekenhuis gereden. Ook daar heb ik nog zoveel mogelijk rond gelopen en met de verpleegkundigen gekletst. De ziekenhuisradio was op de achtergrond te horen, volgens mij was het Sky Radio. Net op het moment dat ik ging persen hoorde ik 'Make you feel my love' op de radio. Wat een bijzonder moment was dat. Ik besefte het ook meteen. De tekst kon op dat moment niet meer toepasselijk zijn, want ik wilde niets liever dan zo snel mogelijk mijn liefde voor dit kind laten voelen.

Soms als Flip onrustig was, draaide ik de cd wel eens voor hem en liep ik met hem rond door de kamer. In de kraamtijd heb ik voor hem ook de hele songtekst uitgeschreven in zijn babyboek. Dit muzikale verhaal hoort bij zijn geboorte, dus ik vind het mooi als hij dat als tastbare herinnering heeft. Overigens haal ik ieder jaar een

dag voor zijn verjaardag op 9 december een kersboom. Dat is een traditie geworden. Eerlijk gezegd ben ik inmiddels wel redelijk Adele-moe. Op alle radiostations is die cd helemaal grijsgedraaid. Uit mezelf zet ik hem nu niet zo snel meer op, maar als ik 'Make you feel my love' ergens hoor, denk ik natuurlijk altijd terug aan dat magische moment.

89

> "*Tijdens de weeën heb ik de CD op repeat gezet.*"

Ik heb nog wel eens getwijfeld of ik Adele een briefje zou sturen met daarin ons verhaal. Misschien dat ik dat alsnog wel een keer doe. Ze is nu natuurlijk ook zelf moeder, dus misschien vindt ze het wel hartstikke leuk. Tegenwoordig gaat het ook makkelijker met Twitter en Facebook. Het enige dat jammer is, is dat we

voor Flip al een geboortekaartje
van Woezel en Pip hadden besteld.
Voor ons trouwen hadden we een
songtekst op de kaart staan en op het
geboortekaartje van Pien staat een
deel van een liedje van Katie Melua.
Bij Flip kwam 'Make you feel my love'
helaas te laat voor de drukker. Maar ja,
de baby op zich is al mooi genoeg."

Naam: Monique van der Meer
Leeftijd: 44
Woonplaats: Zwolle
Beroep: Tekstschrijver

(Onzichtbaar) moeder van: Eva
Benjamin (2001), Milan (2002) en
Valentijn (2004)

'Ik wil mijn kinderen levend houden'

'MIJN EERSTE ZWANGERSCHAP kwam heel onverwacht. Ik kampte met een depressie en zag de wereld letterlijk zwart-wit. Desondanks waren mijn partner Frank en ik wel dolblij. De hele zwangerschap door had ik bloedingen. De oorzaak daarvan werd nooit gevonden. Met achttien weken hing ineens een stuk van de navelstreng uit mij. In het ziekenhuis hoorden we dat de baby al overleden was. Een enorme schok natuurlijk. De volgende ochtend kreeg ik weeën-opwekkers. Dat voelde als een weeën-storm. Ik kan me bijna ieder detail van de bevalling nog herinneren. Onze ouders waren ook in de kamer

aanwezig. Op een bepaald moment wilde ik dat iedereen wegging. Ons kind is toen op de po-stoel geboren. Ik voelde me ontroerd, maar ook geschrokken. Ik wilde niet dat hij zo in die po lag, naast mijn ontlasting. De baby was zo groot als mijn hand. Het was niet te zien of het een jongen of een meisje was. Daarom hebben we voor de dubbele naam Eva, de eerste, en Benjamin, de jongste, gekozen. Na onderzoek bleek later dat het een jongen was. Een verpleegkundige haalde hem weg. We kregen hem in een mandje onder een dekentje terug. Ik heb hem niet aan durven raken, omdat hij er zo kwetsbaar uit zag. Via het ziekenhuis is hij gecremeerd.

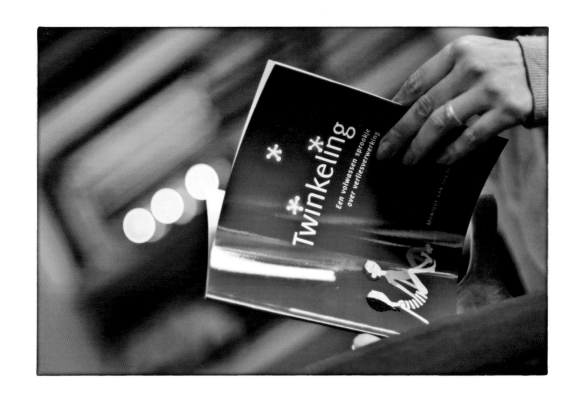

"Alle drie mijn zoons hebben mij
een cadeau gegeven."

De thuiskomst was vreselijk. Ik kon niet naar het wiegje kijken, waar ik zelf als baby ook in had gelegen. Ik weet nog dat er allemaal mensen waren, maar ik was helemaal in mezelf gekeerd. Na een paar dagen lag ik in bed en wist ik zeker dat ik mijn kind hoorde huilen. Ik voelde het in mijn hele lijf. Het bleek een baby in een kinderwagen op straat te zijn. Ik ervoer toen hoe sterk moedergevoelens zijn. Ondanks al het verdriet stond ik toch versteld van mijn eigen kracht. Na de eerste moeilijke periode wilden Frank en ik wel weer snel proberen om voor de tweede keer zwanger te raken en dat lukte gelukkig.

De tweede zwangerschap was erg angstig. Bij 18 weken braken de vliezen terwijl we op Ameland waren. Het hartje klopte nog wel en ik wilde afwachten wat de baby zou willen. Met 24 weken kreeg ik weeën. Ik wist meteen dat ook deze baby zou overlijden, maar bleef kalm. Ik ben nog gaan douchen en heb gevraagd of Frank foto's van mijn buik wilde maken. Daar was ik zo trots op. Ik was eindelijk

zichtbaar zwanger. In het ziekenhuis vroegen de dokters nog of ze moesten proberen hem in leven te houden. "Jullie blijven van hem af" heb ik gezegd. Deze bevalling was veel fijner. Toen de baby werd geboren, met zijn voetjes eerst, voelde ik me als negen van de tien moeders; namelijk immens trots. Een golf van liefde overspoelde me. Hij zag er uit als een couveusebaby en had zelfs al donshaartjes. Ik kon hem aanraken en hij overleed na een kwartiertje rustig en liefdevol in onze armen. Tijdens de zwangerschap had ik gedroomd dat ik een heel groot kind kreeg met een kroon op en een mantel aan. Hij heette Koning Milan. Voor die naam hebben we gekozen. Hem hebben we kunnen begraven.

Met mijn derde zwangerschap hebben we bewust even gewacht. Ik wilde de liefde die ik voor Milan had eren. Gek genoeg voelde ik me toen ik weer in verwachting was geweldig. Ik heb er bewust voor gekozen om te genieten. Ik dacht: angst heeft niet gewerkt, misschien doet positieve energie dat wel. Toch ging het weer mis. Met

16 weken braken de vliezen en met bijna 24 weken begon de bevalling. De weeën waren meteen heel heftig, maar eenmaal in het ziekenhuis stopte het helemaal. Ik denk dat de baby toen gestorven is. De dokter zei dat ik maar gewoon moest proberen te persen en na drie keer was daar Valentijn. We vonden die naam altijd al mooi, maar wilde hem aan een levende baby geven. Tijdens de derde zwangerschap kregen we ineens het gevoel dat we die naam niet moesten bewaren. Bijzonder genoeg is hij één dag voor Valentijnsdag geboren. Ook bij hem voelde ik enorm veel liefde en daarnaast rust. In het ziekenhuisverslag las ik later dat ik overstuur was, maar dat was zeker niet het geval. Blijkbaar wordt dat van je verwacht. Dit keer heb ik de verpleging geen toestemming gegeven om hem mee te nemen. Ik heb al zo weinig herinneringen aan mijn kinderen, ik wilde ieder moment koesteren. We hebben hem zelf gewassen en bij ons gehouden tot de begrafenis.

De beslissing om niet voor een vierde kindje te gaan was vreselijk lastig. Ik had echter het gevoel dat ik het niet zou overleven als ik nog een keer het graf zou moeten openen. In 2009 kwam voor mij het omslagpunt in het verwerkingsproces. Ik had het gevoel dat mijn kinderen met een reden bij mij waren gekomen. Het kon toch niet zo zijn dat ze me wilden kwellen? Ik heb toen met een vergrootglas naar mijn gevoelens gekeken. Daar is 'Twinkeling', een sprookje voor volwassenen over verliesverwerking, uit voort gekomen. Frank heeft de illustraties gemaakt. Voor mij hebben alle drie mijn zoons mij een cadeau gegeven. Eva Benjamin kracht, Milan liefde en Valentijn rust. Ieder jaar op hun verjaardagen doen we iets wat je ook op een kinderverjaardag zou doen: naar een kinderfilm gaan, pannenkoeken eten of naar Nemo. Als ouders naar mijn zin te veel zeuren over dat hun kinderen vervelend zijn, zeg ik lachend: "Die van mij zijn altijd lief." Dan is het stil."

Naam: Kimm Jeltema	Beroep: Freelance journalist en
Leeftijd: 29	medewerker IKEA Nederland
Woonplaats: Groningen	Moeder van: Vinnie (5) en Lyla (3)

'Resultaten uit het verleden...'

'**H**OE MOEILIJK KAN het zijn om een zwangerschapsduur te bepalen? Vijf jaar nadien weet ik nog steeds niet hoe het precies zit. Zelf dacht ik verder te zijn, maar ja, de echoscopiste zal het toch wel weten denk je op zo'n moment. Ik werkte zelf 10 tot 12 uur per dag als medewerker bij FC Groningen, dus veel tijd om na te denken over mijn zwangerschap had ik niet. Mijn werk was echt mijn leven. Tot 36 weken zou ik aan de slag blijven, tenminste: volgens de 36 weken van de echoscopiste. Toen ik twee weken voor mijn verlof 's ochtends onder de douche vandaan stapte en er vocht langs mijn benen liep, dacht ik dat ik me niet goed had afgedroogd. Toen het opnieuw nat werd, belde ik toch de verloskundige maar even. Mijn vriend vertrok gewoon naar zijn werk. Geen moment dachten we aan de bevalling; de uitgerekende datum was toch pas over ruim zes weken?

De verloskundige rook meteen dat het vruchtwater was en ging met me naar het ziekenhuis. Mijn vriend moest bijna gedwongen worden om ook te komen, hij kon namelijk niet weg van zijn werk vond hij zelf. Toen er even later in het ziekenhuis een echo gemaakt werd, vroeg ik me hardop af hoe het kindje eruit zou zien. "Dat antwoord krijgen we ongetwijfeld vanmiddag" hoorde ik de arts zeggen. Ik slikte. Meende deze dokter dat nou? Heel langzaam

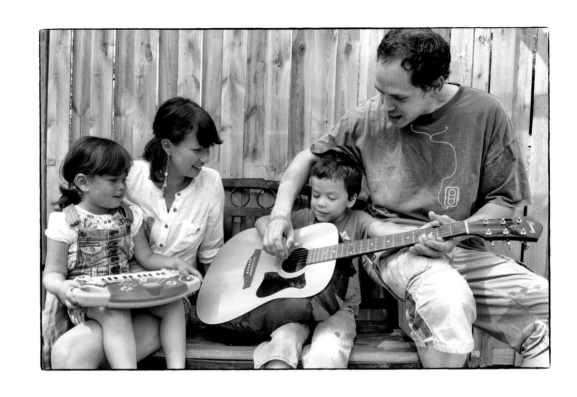

"De meneer van de beveiliging
kreeg de wind van voren."

kwam het besef dat ik die dag moeder ging worden. Vrijwel meteen na dat besef begonnen de weeën en een kleine zes uur later lag er een prachtig mannetje op mijn buik. We noemden hem Vinnie en 2750 gram was zijn geboortegewicht. Dat is een pond zwaarder dan gemiddeld bij 34 weken! Er komen wel meer zware kinderen in de familie voor, dus ik was niet direct verrast. Een van de kinderen van mijn schoonmoeder was zó zwaar, dat ze haar bij wijze van spreken om die baby hebben moeten wegsnijden. Maar dit gewicht van Vinnie paste toch niet? Zou ik dan toch verder zijn geweest?

De kinderarts had geen boodschap aan onze twijfels; op papier was hij 34 weken en dus ging hij mee naar de couveuseafdeling. Niet langer dan vier minuten heeft hij op mijn buik mogen liggen. Vier minuten! Mijn man liep met de kinderarts mee en ik bleef alleen achter. Nog half verdwaasd belde ik mijn werk dat ik niet alleen die dag, maar ook de aankomende weken niet zou verschijnen. Mijn ouders waren al onderweg. De enige

informatie die mijn vriend hen eerder die dag telefonisch medeelde was dat ze naar het ziekenhuis moeten komen, omdat ik opgenomen werd. Toen ik even later onder de douche stond, kwam mijn moeder bezweet de kamer binnen. "We zijn zo snel mogelijk gekomen!" hijgde ze nog wat na. Haar blik viel op mijn slappe en nog uitgezette buik. Op haar "Hebben ze al een idee wanneer de baby gaat komen?" vertelde ik haar dat Vinnie al is geboren. Haar blik zal ik nooit vergeten.

"Geen moment dachten we aan de bevalling."

Ik mocht acht dagen blijven, maar werd daarna ontslagen uit het ziekenhuis en toen begonnen de ritjes naar de couveuseafdeling. Drie keer per dag en dus ook drie keer per dag dat afscheid. Wennen deed dat nooit. Toen de artsen na tweeënhalve week de optie noemden om Vinnie naar huis te laten gaan, klampte ik me aan die strohalm vast. Ik wist niet hoe snel ik de auto moest gaan halen. Even later parkeerde ik deze zo dicht mogelijk bij de hoofdingang. De meneer van de beveiliging die mij vriendelijk wees op het parkeerverbod, kreeg de wind van voren en droop met de staart tussen zijn benen af. Op zo'n moment komt alle frustratie ineens naar boven. Normaal ben ik helemaal niet zo, maar de drang om mijn kind naar huis te halen, was groter dan wat dan ook. Natuurlijk zou ik het leuk vinden als Vinnie zou gaan voetballen; ik zie mezelf al een mooi stukje over hem schrijven. Hij moet dan wel even breken met een neerwaartse spiraal; mijn opa was profvoetballer in de tijd dat je er nog een sigarenzaak naast kon runnen, mijn vader kon best redelijk voetballen maar heeft de top nooit gehaald en zelf struikel ik met name over de bal. De voortekenen zijn tot nu toe matig. Tot nu toe trapt hij namelijk nog geen deuk in een pakje boter, maar wie weet speelt hij later toch de sterren van de hemel in de Euroborg."

Naam: Caroline Blom	Beroep: Financial controller
Leeftijd: 41	Moeder van: Josefine (10) en Berend (8)
Woonplaats: Velp	

'Timing is everything'

'DIRECTHEID, DAAR HOUDEN we wel van in Rotterdam. Toen ik de eerste keer bij de verloskundige kwam, zo'n stevige volkse vrouw met geblondeerd haar die ochtendmisselijkheid maar geouwehoer vindt, berekende ze dat ik precies 40 weken na onze huwelijksdag was uitgerekend. Om haar opmerking "Had je niet effe kunnen wachten tot de receptie klaar was?" kon ik dan ook hartelijk lachen. Ik zou in het ziekenhuis gaan bevallen. Dat voelde toch wel veilig, ondanks mijn gedachte dat het hele leger van Napoleon er ook uiteindelijk gekomen was.

Destijds hadden mijn man en ik al een druk leven. Eigenlijk was ik helemaal niet van plan om naar zo'n pufclub te gaan, maar ik wilde ook niet te eigenwijs zijn dus gaf ik mezelf op voor zwangerschapsyoga. De eerste avond staat me nog helder voor de geest. Met acht andere dikbuiken moest ik van de cursusleidster met mijn ogen dicht naar mijn tenen kijken, vervolgens de kosmos inademen waarna we elkaar de zonnegroet mochten geven. Na een rondje kruidenthee werden we uitgedaagd om elkaar te vertellen hoe je je voelde. Sommigen voelden zich één met hun innerlijke kind, maar toen het mijn beurt was floepte ik eruit: "Ik zit met mijn dikke kont op een te hard matje in een warm zweethok en ik heb

"Ik zit
met mijn dikke
kont op een te
hard matje."

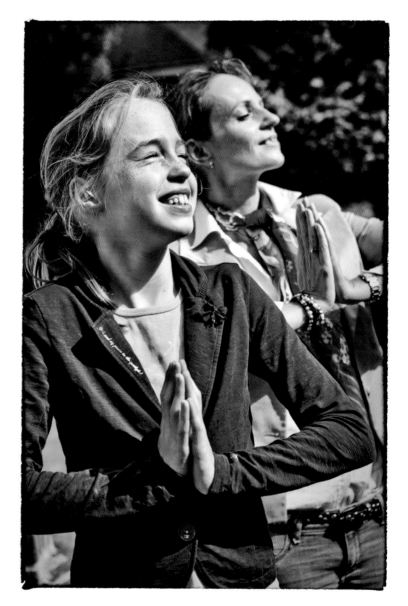

zin in cappuccino!" De tweede avond, waar ook mijn man voor uitgenodigd was, hebben we niet gered; de afslag naar de lokale pizzeria bleek te aanlokkelijk.

De dag van de bevalling is tot op de dag van vandaag gehuld in een zekere mist. Vanwege pijnlijke weeën en een stagnerende ontsluiting werd ik overgedragen aan de gynaecoloog. In mijn ziekenhuis deden arts-assistenten de voorwachtdiensten. De jonge arts-assistent op de verloskamer kwam vanaf het begin al erg nerveus over. Tegen de pijn zou ik een ruggenprik krijgen. De naald kwam echter op een plek waar deze niet hoorde te zitten en ik raakte weg. Achteraf moest ik van mijn man horen dat ze adrenaline in mijn halsslagader hebben moeten spuiten om me weer bij positieven te krijgen. Eenmaal terug op de verloskamer wist de jonge arts-assistent niet precies wat ze moest doen. Haar baas thuis bellen deed ze helaas ook niet en ik was te zwak en versuft om me er actief mee te bemoeien. Een voorhoofdsligging bleek uren later de oorzaak van de stagnatie

te zijn. De gynaecoloog had gelukkig het fatsoen om niet in mijn bijzijn boos te worden op de arts-assistent. Op de operatiekamer werd nog wel even ruzie gemaakt over de manier van verdoving; het moest toch een ruggenprik worden. De anesthesist won uiteindelijk mijn vertrouwen door tegen mij te zeggen: "Rustig maar wijffie, ik heb nog nooit misgeprikt."

"Ik hoop dat de dokter in opleiding er voldoende van heeft geleerd."

Josefine bleek een echte Olvarit-baby te zijn met een dikke rode rand op haar voorhoofd. Daar had ze mee klemgezeten in mijn bekken. Een symbolische negen maanden lang heeft ze dertien uur per dag gehuild; nu is ze zondermeer het gelukkigste kind op aarde. Op aanraden van vrienden en familie heb ik het medisch dossier van mijn bevalling opgevraagd in het ziekenhuis. Dit bleek op mysterieuze wijze verdwenen te zijn. Wat moet je doen op zo'n moment? Je kunt wel begrijpen dat ik sindsdien geen voet meer in dat ziekenhuis heb gezet. Het was voor mij een dure cursus, maar ik hoop dat de dokter in opleiding er voldoende van heeft geleerd. Stiekem ga ik er vanuit dat ze toch patholoog of radioloog is geworden.

Het heeft me ruim een jaar gekost om überhaupt weer aan een volgende zwangerschap te durven denken. Toen het dan toch zover was, koos ik bewust een ervaren gynaecoloog in een naburig ziekenhuis. Uitvoerig spraken we over de bevalling. Zijn opmerking "Kom maar gewoon op tijd naar de zaak, ik zal er zijn" gaf me veel vertrouwen. We kozen uiteindelijk voor The American Way: datum prikken, met je koffertje naar het ziekenhuis, infuus inbrengen, ruggenprik, gas erop met de weeënhormonen en in alle rust een visje eten en de beursberichten kijken. Na 16 uur was het gepiept. Het lastigste was nog om de borstvoedingsmaffia van mijn bed af te timmeren, maar gelukkig mochten we binnen een dag naar huis. Dat ik een maand erna mijn man naar Dokter Knip heb gestuurd, lijkt me logisch."

'Tot de bevalling wist ik niet dat ik zwanger was'

'O P MIJN 20ᴱ had ik een overzichtelijk leven; ik woonde nog thuis, deed de docentenopleiding, voetbalde vrij fanatiek en gaf tweemaal per week gymles. De stage die ik deed op een basisschool was leuk, maar in augustus was ik echt aan vakantie toe. Die bracht ik door bij een vriend in Frankrijk. We hadden ooit twee weken geprobeerd hoe het was als we een relatie zouden hebben, maar het leek ons toch het beste om alleen vrienden te blijven. Ergens die vakantie belandden we in een dronken bui in bed. Qua anticonceptie was er niet bepaald sprake van 'double dutch', laat staan dat ik het Franse woord voor

morning-after-pil wist. Ik ging er nogal nonchalant mee om en dacht: "What are the odds?" In oktober deed ik een zwangerschapstest; deze was gelukkig negatief en ik kreeg ook gewoon een menstruatie.

In de loop van de volgende maanden was ik vaker chagrijnig dan voorheen. Zo'n gevoel dat je opeens in een volle coupé van de trein wilt roepen dat iedereen zijn kop dicht moet houden. Op een zondag voelde ik me echt niet goed. Al een paar dagen had ik zeurende buikpijn, maar toch ging ik naar het voetbalveld. Daar vroeg ik de trainer of ik reserve mocht staan. Helaas hadden we maar elf 'man' dus moest ik toch spelen. Voorstopper

103

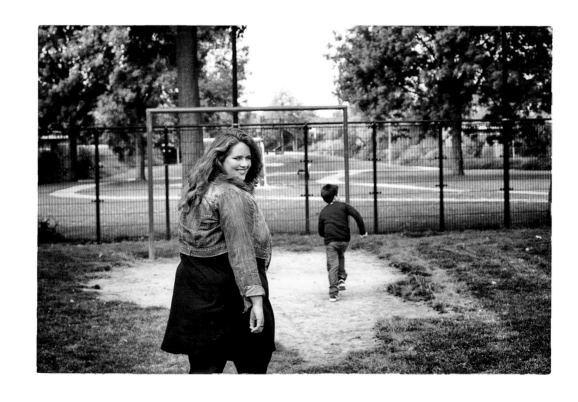

"Je hebt een zwelling in je buik."

tegen HCO3, ik weet het nog goed, tegen twee van die snelle spitsen. De uitslag weet ik niet meer, maar ik herinner me dat ik niet eens zo slecht speelde. Toen ik supermoe thuiskwam, kreeg ik van mijn moeder te horen dat ik me niet zo moest aanstellen. Nadat ik op maandag eerst nog stage had gelopen en de geplande gymles gegeven had, kroop ik die nacht voor het eerst sinds tien jaar bij mijn moeder in bed vanwege de buikpijn. Toen zag ze dat het toch wel menens was. De volgende ochtend zat ik bij het inloopspreekuur van de huisarts. Die zag het meteen: hoogzwanger. Hij zei: "Je hebt een zwelling in je buik en je moet meteen naar de eerste hulp." Hij durfde de diagnose niet te vertellen omdat hij niet wist hoe ik zou reageren.

Op de spoedeisende hulp van het lokale ziekenhuis werd ik onderzocht door de chirurg, die een vriend van mijn ouders was. Die liet de arts-assistent vertellen dat ik zwanger was en zou gaan bevallen. Ik was met stomheid geslagen, mijn moeder wist niets anders uit te brengen dan "stomme trut, hoe kon je dit nou doen?", maar mijn vader was meteen pragmatisch. "Eerst maar eens die bevalling doorkomen, dan zien we daarna wel verder."

Op dat moment werd meteen mijn naam van het bord gehaald. Het bleek dat dit standaard wordt gedaan bij meisjes die nog niet weten of ze het kindje willen houden of afstaan voor adoptie. Zevenaar is een klein dorp waarbij de ene helft van de inwoners op school en de andere helft in het ziekenhuis werkt. Dan is het fijn dat niet iedereen weet dat jij het was van die onverwachte bevalling.

> "Dankzij mijn ouders heb ik mijn opleiding kunnen afmaken."

Inmiddels was het acht uur 's avonds en vroeg ik de gynaecoloog hoe lang het nog zou duren. Drie kwartier later lag er een baby van 3500 gram op mijn buik! Op een van de eerste foto's zie je baby Ralf, drie beschuitjes en drie compleet verdwaasde blikken van mij en mijn ouders. Natuurlijk hebben we besproken hoe we dit met z'n allen over het hoofd hebben kunnen zien. Ik ben altijd wat fors geweest en kwam wel vaker een kilootje of tien aan, maar een complete zwangerschap missen? Ik heb de baby nooit gevoeld en ben ook niet misselijk geweest. Alleen mijn demente oma had een keer gezegd: "Je lijkt wel zwanger."

De volgende dag kwam de vrouw van het Fiom nog langs, maar dat was niets meer dan een formeel bezoekje. Voor deze baby zou ik zelf gaan zorgen! Mijn broers gingen meteen aan de slag met het inrichten van de babykamer en ik met het ontwerpen van een geboortekaartje. Van een assistente van de gynaecoloog mocht ik voor € 200 een hele uitzet inclusief kinderwagen overnemen. Ongelooflijk dankbaar was ik daarvoor.

Als zoiets als het onverwachts krijgen van een kind op je 20^e je overkomt, kun je niet zonder hulp van je familie en vrienden. Juist in dat soort periodes blijkt hoe belangrijk je eigen ouders dan zijn. Dankzij hen heb ik zowel mijn Pabo als opleiding Wiskunde kunnen afmaken. Nu geef ik les op een middelbare school en hoor ik richting het einde van het schooljaar al die plannen die mijn leerlingen hebben voor de zomervakantie. En hoewel ik Ralf nooit meer wil missen, vertel ik de pubermeiden in mijn klas altijd dat ze een morning-after-pil mee moeten nemen op vakantie."

Naam: Linda Germs	Beroep: Marketing manager
Leeftijd: 46	Moeder van: Lukas (8), Floris (6) en
Woonplaats: Apeldoorn	Martijn (4)

'Ik stond aan de hemelpoort, maar klopte niet aan'

'WE HADDEN ONS al ingesteld op een kindje met een beperking. Omdat we aan het einde van alle vruchtbaarheidsbehandelingen waren gekomen en ik nog steeds niet zwanger was, stonden we op de wachtlijst voor adoptie. Die was nogal lang, maar een kindje met een beperking kon je eerder krijgen. Zo gaat dat in de wereld van adoptie. Een van de laatste vakjes op het adoptieformulier was dat je zeker moest weten dat je niet zwanger was. De test die ik die avond deed, hield ik wel tien keer tegen het licht. Het was toch echt een roze streepje! Na drie kunstmatige inseminaties, drie ICSI- behandelingen, diverse sessies bij een acupuncturist en een miskraam tussendoor leek het nu dan toch echt te lukken.

Bij 11 weken leek het alsnog mis te gaan. Ik raakte volledig in paniek bij de eerste bloeding. De acupuncturist was de eerste die ik belde. Deze zei dat zij dacht er wel iets aan te kunnen doen, maar dat mijn lichaam deze bloeding waarschijnlijk niet voor niks deed ontstaan. Wonder boven wonder stopte de bloeding en bij 12 weken bleek ik zwanger te zijn van een spartelende foetus. De triple test liet gelukkig een laag risico op Down syndroom zien. Ook bij de 20-weken-echo leek er niet veel aan de hand; ik hoor de echoscopiste nog zeggen: "Gelukkig, hij heeft een neusbotje

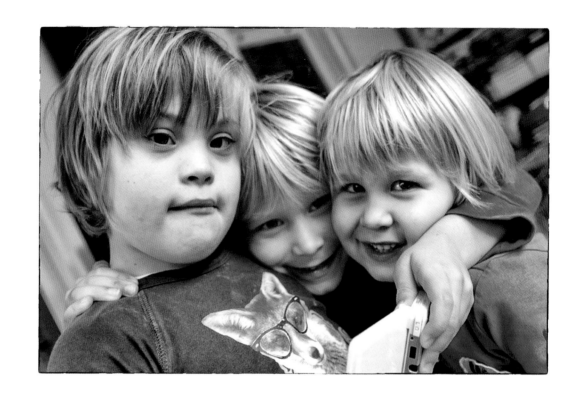

"Dit jongetje heeft zojuist
        mijn wereldbeeld veranderd."

dus heeft 'ie vrijwel zeker geen Down syndroom."

Tijdens de hittegolf in 2005 begonnen bij 38 weken de weeën. Vanwege een te hoge bloeddruk moest ik in het ziekenhuis bevallen. De gynaecoloog stelde na een aantal uren voor om een ruggenprik te nemen; de ontsluiting vorderde matig en ik had veel pijn. De uren met de ruggenprik waren prima door te komen maar het moment kwam dat ik van de dokter "moest persen alsof mijn leven er vanaf hing." Hoe ik mijn best ook deed, het hoofdje kon de laatste bocht niet maken. Nadat het met de vacuümpomp ook niet lukte, moest de tang eraan te pas komen. Toen het kindje op mijn buik gelegd werd, was dat het allermooiste wat ik tot dan toe had meegemaakt.

Na het afnavelen genoot ik van het gevoel en de geur van het kindje op mijn buik. Tot ik Frits met gespannen stem hoorde zeggen: "Lin, kijk eens naar zijn ogen." Ik weet nog dat ik tegen Frits zei: "Hij heeft Down syndroom hè?" De arts-assistent die de bevalling had begeleid reageerde met een nonchalant "Nee joh, alle kindjes zien er na de bevalling nogal verwrongen uit dus maak je maar geen zorgen." Maar voor mij was het geen verrassing toen de kinderarts een paar dagen later de definitieve diagnose stelde. De artsen begrepen toen pas dat het door de lagere spierspanning was dat de uitdrijving niet vanzelf ging. Dat schijnt vaak voor te komen bij Down-syndroom. Omdat er zoveel aandacht naar Lukas ging, werd wat laat geconstateerd dat ik bleef bloeden. Helaas leek het alsof er een stukje placenta was blijven zitten, waardoor ik gecuretteerd moest worden. In tranen ging ik onder narcose. Twee uur na de operatie voelde ik me ontzettend slap. Mijn baarmoeder was zo vol met bloed gelopen, dat de arts-assistent enorm schrok. Er was paniek want ik hoorde later dat iemand geroepen had: "Vlug, roep haar man want ze moet afscheid gaan nemen!" De gynaecoloog kwam met spoed en probeerde de rust terug te brengen. Ze was eerlijk tegen me, zei dat ik met spoed terug moest naar de OK en dat we er samen voor moesten gaan knokken.

Toen ik wakker werd uit de narcose, bleek ik veertien zakken bloed gehad te hebben en lag ik op de IC in een ander ziekenhuis. Mijn moeder en mijn broer zaten huilend aan mijn bed. Omdat ik dacht dat er maar één uur voorbij was gegaan, werd ik driftig en zei dat ik Lukas zo snel als mogelijk aan de borst wilde leggen. "Er wordt niet gehuild omdat hij Down syndroom heeft" snauwde ik. Dat ze huilden omdat ze bang waren geweest dat ik dood ging, had ik toen nog niet door. Er is één opmerking van de gynaecoloog die ik nooit zal vergeten; na de operatie zei ze tegen me: "Je hebt aan de hemelpoort gestaan maar besloot niet aan te kloppen." Gelukkig herstelde ik vrij vlot en zelfs de borstvoeding kwam alsnog op gang.

Toen Lukas 6 was kwam hij eens verdrietig thuis en zei dat hij niet anders wilde zijn. In zijn klas hebben ze dat fantastisch opgepakt door een project te starten over "anders zijn." Sommige kinderen konden hard rennen, andere waren muzikaal maar de klas was unaniem over Lukas: hij kon het beste troosten en daar had iedereen wat aan.

Na Lukas werd ik nog 2 keer spontaan zwanger. Toen Floris geboren werd, grapten we tegen elkaar: "Hé wat jammer, hij heeft geen Down syndroom." Toen ik op mijn 41e opnieuw zwanger bleek, werden we toch wel even zenuwachtig. Twee broertjes met Down zouden we voor Floris wel erg heftig vinden, maar Martijn bleek "gezond." Laatst waren we met onze drie kinderen in het winkelcentrum aan het luisteren naar een straatmuzikant met een accordeon. Lukas begon te dansen en er kwamen steeds meer mensen kijken. Na een paar minuten keek hij de groep eens rond en liep naar de meest nors ogende man toe, maakte een buiging en vroeg of hij mee wilde komen dansen. Je zag de man even twijfelen, maar toen verscheen er een brede lach en dansten ze samen verder. Een vrouw die naast mij stond fluisterde me toe: "Dat kleine mannetje heeft zojuist mijn wereldbeeld veranderd. Vroeger vond ik ze namelijk altijd zielig." Intens trots voel ik me dan, want dat is ook precies dat hij bij ons gedaan heeft."

Naam: Antje Spijker	Beroep: Huisarts
Leeftijd: 34	Moeder van: Arend (8), Bette (7),
Woonplaats: Sappemeer	Jan (5), Gijs (2) en Coosje (0)

'En dat is... 5'

'WE HEBBEN ALTIJD al een groot gezin willen hebben. Ons eerste vier kinderen waren dan ook helemaal gepland. De vijfde, Coosje zien we als een kadootje. Eigenlijk zou mijn man Christiaan al langs de uroloog zijn gegaan, maar door de drukte met al die kinderen kwam dat er steeds niet van. Gijs was vijf maanden toen me opviel dat ik ineens geen zin meer had in koffie, iets wat bij mij typisch voorkwam in de vroege zwangerschap. Om het uit te sluiten deed ik maar een test. Ik kon de uitslag gewoon niet geloven. Meteen daarna had ik een gesprek met een hoogleraar, omdat ik bezig ben met promoveren. Ik was zo verbouwereerd dat ik het haar meteen verteld heb.

Met toch wel een beetje zenuwen heb ik vervolgens mijn man gebeld. Ik wist dat hij geen vijfde wilde, dus ik was benieuwd naar zijn reactie. Hij schrok van mijn serieuze stem, maar reageerde wel meteen positief. Weghalen was voor ons ook absoluut geen optie. Tegen de bevalling zag ik wel op. Soms denken mensen dat het bij ieder kind makkelijker wordt, maar dat ervaar ik juist helemaal niet zo. De weeën heb ik nooit een probleem gevonden, maar die uitdrijving... Bij ieder kind gaat dat ook sneller. Steeds weer die kokosnoot die je moet kraken.

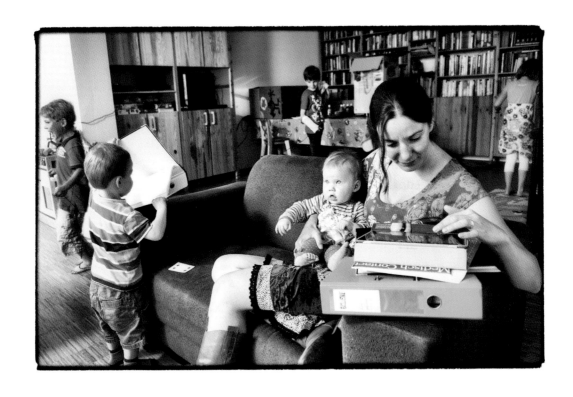

*"Mijn man is inmiddels
naar de uroloog geweest."*

Ik heb door die angst gevraagd om een ruggenprik. Niemand in het ziekenhuis deed daar moeilijk over. Ik zou me kunnen voorstellen dat een gynaecoloog het niet nodig zou vinden bij een vijfde kind, maar daar was geen sprake van. De bevalling ging hartstikke goed, qua pijn veel beter te doen dan bij de anderen. Ik zou tegen vrouwen willen zeggen dat pijnbestrijding niet iets is om je voor te schamen. Toch heb ik geen spijt dat ik het niet eerder heb gedaan. Aan alle baringen heb ik goede herinneringen.

Bij Arend, de eerste, had ik een idiote voorstelling van weeën. Ik had ook gewoon eetlust en hield me aan de uitspraak van dokter Gelderblom vast die altijd zei: "Barende vrouwen eten niet." Ik dacht dat ik gewoon wat buikkrampen had en vond het wel meevallen. Christiaan was ook heel relaxt en belde naar de verloskundige met de boodschap dat ik wat 'wee-achtige dingen' had. Binnen een uur was Arend er. Bij Bette was ik wat meer alert, dacht ik. Toch schatte ik het weer niet goed in en kwam ze bijna op de

vluchtstrook ter wereld. De portier bij het ziekenhuis schrok zich lam van de uitdrukking op mijn gezicht en gepuf. In de hal ben ik op de grond gestort. Op de verloskamer stond de gynaecoloog nog in mijn dossier te bladeren toen hij in zijn ooghoek zag dat Bette al kwam. Een verpleegkundige kon haar nog net opvangen.

"*Steeds weer die kokosnoot die je moet kraken.*"

113

Bij Jan had ik een prima zwangerschap. Met 40 weken ben ik gestript en ik zou thuis bevallen. Ik ben 's middags nog meegegaan toen Christiaan ging surfen. 's Avonds hadden we een barbecue bij de buren. Die nacht ben ik in een bed in de woonkamer bevallen. Ik vond het wel spannend want het leek of het even niet goed ging met de baby, maar dat bleek mee te vallen. Die angst staat me nog wel goed bij. Van Gijs zou ik in het ziekenhuis bevallen, omdat ik bloedingen had tijdens de zwangerschap. Ik had al weeën gehad, maar die waren weer afgezakt en daarom was ik maar weer gaan werken. 's Nachts kwamen ze weer terug en heb ik nog een potje geschaakt, omdat ik me verveelde. Ineens ging het toch hard en zijn we in de auto gesprongen. Bij het viaduct aan het einde van de straat moesten we weer omkeren. Christaan belde de dorpsvroedvrouw en die was net op tijd om Gijs thuis geboren te laten worden.

We genieten met volle teugen van ons gezin. Het is altijd chaos en lawaai, maar dat hoort er bij. Van kwart over zes 's morgens tot acht uur in de avond zijn we iedere dag in touw. Daarna puffen Christiaan en ik even uit, zetten alles klaar voor de volgende dag, doen nog het hoognodige en dan gaan we slapen. Op een andere manier is het niet vol te houden. Voor hobby's is eigenlijk geen tijd. Ook heb ik mijn ambities tijdelijk op een lager pitje moeten zetten. Ik werk nu één dag per week en hoop in de toekomst te promoveren. Voorlopig gaat het gezin voor. Christiaan is inmiddels naar de uroloog geweest. Normaal word je pas geholpen als de jongste één jaar is, maar voor ons maakte hij een uitzondering."

'De wereld stond even stil'

'OP MIJN 20^E werd ik ongepland zwanger van mijn zoon. Zo'n leeftijd dat je bij een uitblijvende menstruatie nog een aantal weken je hoofd in het zand steekt. Stomverbaasd was ik toen de zwangerschapstest na twee maanden positief bleek. Ik woonde op een kleine kamer, bezat geen diploma, had geen vast inkomen en de vader liet al vrij snel merken dat hij er niets van wilde weten. Op dat moment lijkt de wereld even stil te staan. "Laat het toch weghalen joh, je bent nog veel te jong" kreeg ik als goedbedoeld advies van vriendinnen. Vanaf het prille begin voelde dit echter al echt als míjn kindje; van een abortus zou ik zeker

spijt hebben gekregen. Het voordeel van jong zwanger worden is dat je er onbevangen ingaat. Gevaren zie je niet of nauwelijks en je denkt: "Het is erin gekomen, het zal er ook wel uitkomen." Een drang om zwangerschapsyoga te volgen had ik al helemaal niet.

Na zes maanden de woningbouwvereniging gestalked te hebben, gaven ze me uiteindelijk een huisje; om van me af te zijn denk ik weleens. Hoogzwanger zag ik mezelf op de ladder staan, plafonds schilderen en kieren dichtkitten. De laatste maand van de zwangerschap logeerde mijn beste vriendin Brechtje bij me. Gelukkig heeft zij nooit een oordeel gehad over mijn zwangerschap. De

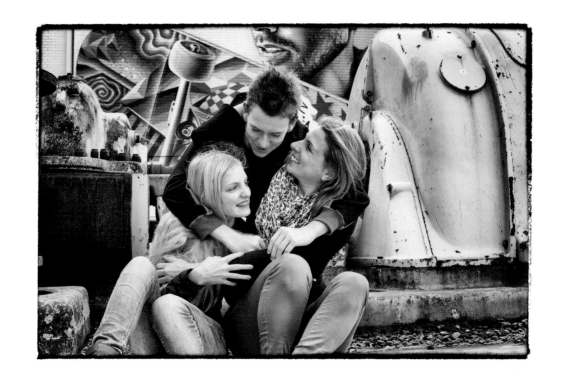

"Mijn broer keek niet
toen ik ingeknipt werd."

zaterdagavonden, wanneer zij mooi opgemaakt ging stappen en ik in mijn joggingbroek op de bank thuisbleef met Goede Tijden, Slechte Tijden waren confronterend. Was dit toch wel wat ik wilde? Had ik de goede keus gemaakt om de zwangerschap te behouden?

"Was dit toch wel wat ik wilde?"

Twee weken voor de uitgerekende datum werd ik om 05.00 uur wakker met buikpijn. Ik liet mijn vriendin slapen omdat het een vroege zondag-morgen was. Toen de buikpijn erger werd ging ik in bad zitten. Het was juni en ruim 20 graden maar ik had het steenkoud; omdat ik geen centrale verwarming had, zette ik de elektrische kachel aan. Inmiddels wist ik heel zeker dat ik echt weeën had en om 07.00 uur belde Brechtje, die inmiddels wakker was geworden, de verloskundige. Die kwam langs en ik

had 3 tot 4 cm ontsluiting. "Om 12.00 uur kom ik terug" was haar plan. Ik heb mijn ouders en broer gebeld, zij zouden de bevalling bijwonen. Toen mijn moeder kwam zag ze mij op de badkamervloer op handen en voeten zitten en hoorde ze me roepen dat ik dood ging. Aangezien de verloskundige pas over anderhalf uur zou komen, ging ze toch maar bellen. Haar inschatting bleek de juiste want toen de verloskundige kwam kon ik bijna meteen gaan persen. De slaapkamer stond vol met mijn broer, moeder, vader en beste vriendin. En natuurlijk de verloskundige; omdat de kraamhulp net te laat was, heeft Brechtje geassisteerd. Op het laatst kreeg mijn zoontje het benauwd omdat de navelstreng om zijn nekje zat, maar door de rust van de verloskundige had ik niks in de gaten. Wat ik me nog goed herinner is dat mijn broer zijn gezicht wegdraaide toen ik ingeknipt werd. Na die knip werd Jorick geboren in het bijzijn van mijn dierbaarste mensen. Het was half 12 en de zon scheen fel door het slaapkamerraam. Mijn vader heeft de navelstreng doorgeknipt en nu, na veertien jaar, is mijn vader nog steeds als een vader voor mijn zoon. Om het weekend is Yorick bij mijn ouders, waar hij dan samen met opa knutselt aan een kippenhok of urenlang op zoek gaat naar bijzondere stenen. Hun band is heel bijzonder en zoals mijn moeder zegt: "Als ze allebei één persoon mogen uitkiezen om mee te nemen naar een onbewoond eiland… moeten wij thuisblijven."

Naam: Chantal Gerrits-Arens	Beroep: Ouderenverzorgende
Leeftijd: 25	Moeder van: Luuk (2) en Bram
Woonplaats: Nijmegen	(5 maanden)

'Daar lig je dan in Attractiepark Slagharen'

'WE WAREN EEN midweekje in Attractie- en Vakantiepark Slagharen. Ik was net 37 weken zwanger en voelde me prima. Voor de zekerheid was ik de dag voor vertrek nog bij de verloskundige geweest, maar zij verzekerde me ervan dat ik nog gemakkelijk weg kon gaan, want mijn buik was rustig. Niets wees erop dat de bevalling aanstaande was. Mijn oudste zoon kwam ook pas bij 40 weken en 3 dagen tevoorschijn. Natuurlijk had ik mijn bevallingsstas mee, maar ik had nooit verwacht dat ik die nodig zou hebben. Ik had wel behoorlijke nesteldrang, want ik geloof dat ik het huis wel tien keer gepoetst had voor we weggingen. De hele boel blonk en glom.

Eenmaal in het park namen we ons intrek in een luxe huisje. Het leek een beetje met de Franse slag schoongemaakt te zijn, maar dat werd keurig opgelost door één van de parkbeheerders. Die bewuste zonnige 5 augustus waren we lekker in het park op pad geweest en als afsluiting hadden we een gezellige barbecue. Om 01.00 uur die nacht werd ik wakker van een vervelend gevoel. Samen met mijn moeder ben ik toen buiten gaan zitten. Zij dacht nog even aan de speklappen van de barbecue en vroeg zich af of ik wat verkeerds gegeten had. Rond 04.30 uur kreeg ik de eerste wee. Mijn

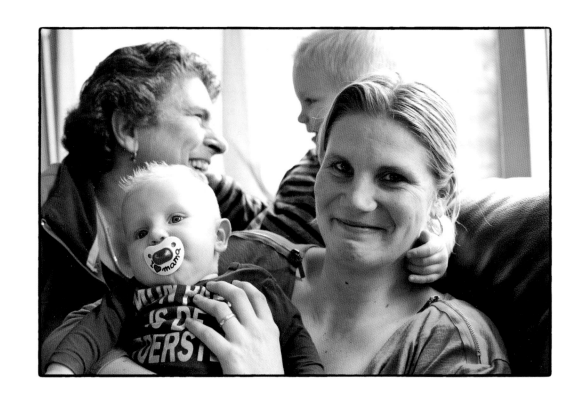

"Mijn moeder heeft
Bram opgevangen."

man Patrick belde de verloskundige. Ik raakte totaal van de wereld van de schrik, omdat het opeens zo snel ging. Er was echt geen houden meer aan. Ik pakte de telefoon af en gooide die door de kamer. Mijn moeder kon nog net voorkomen dat ik ook een glas kapot smeet. "Ik ga dood!" riep ik. "Help me dan."

Alles probeerde ik om de bevalling tegen te houden. Ik hield mijn benen bij elkaar en probeerde de persweeën te negeren. Met een andere telefoon heeft Patrick op aanraden van de verloskundige een ambulance gebeld. Dertien minuten nadat mijn man de verloskundige aan de lijn had, werd Bram geboren. Mijn moeder heeft hem opgevangen. Patrick kreeg instructies aan de telefoon en heeft onze zoon op mijn borst gelegd en in doeken gewikkeld. Gelukkig ging hij meteen huilen. Ik weet nog dat ik dacht: wat een bos haar heeft hij. Na tien minuten arriveerde de ambulance en een plaatselijke verloskundige. Mijn moeder zag een telefoon op bed leggen en pakte hem op. Bleek dat onze eigen verloskundige nog steeds aan de lijn hing. Ze had alles gevolgd en genoteerd hoe laat Bram ging huilen. Achteraf vertelde ze dat ze opgelucht ademhaalde, toen ze zijn geschreeuw hoorde.

"Ik gooide de telefoon door de kamer."

Ik ben voor het hechten nog mee geweest naar het ziekenhuis. Bram was helemaal gezond en 2780 gram. We hebben nog één nacht in het huisje doorgebracht om aan te sterken. De reactie van het park was geweldig. Er was daar nog nooit een baby geboren. We kregen bloemen, ook van de burgemeester van Hardenberg, en Bram mag de rest van zijn leven gratis naar het park. Het hele mediacircus dat de volgende dag op gang kwam, hoefde van ons niet echt. Daar houden we niet zo van. We hebben wel van alle krantenknipsels een boek gemaakt, want dat is natuurlijk leuk voor later. We hebben zelfs een Duitse krant gehaald. Hart van Nederland en Omroep Gelderland hebben het ook in de uitzending gehad. De reacties van sommige mensen op internet zijn echt belachelijk. Iemand zei bijvoorbeeld dat het mijn eigen schuld was, omdat ik zwanger en al in de achtbaan was gegaan. Absurd, dat heb ik vanzelfsprekend niet gedaan.

Wij zijn rasechte Nijmegenaren, dus Hardenberg als geboorteplaats van onze zoon is even wennen. Maar ja, alles beter dan Arnhem. Als ik daar had moeten bevallen had Patrick nog even gas gegeven, vermoed ik. Ik denk dat we komend jaar voor het eerst weer een keer met zijn vieren naar het park gaan. We denken nog vaak aan de bijzondere bevalling van onze tweede terug. Ik grap wel eens: de volgende wil ik in Euro Disney ter wereld brengen. Je moet je grenzen verleggen."

Naam: Laurens van Boven	Beroep: Gynaecoloog
Leeftijd: 38	Vader van: Yannick (7) en de 2^e
Woonplaats: Zaandam	op komst

'Vaders hebben geen rol tijdens de bevalling'

'WE WOONDEN IN Tanzania midden in de bush. Ik werkte als tropenarts en was tevens hoofd van de kliniek. De zwangerschap van mijn Malawiaanse vrouw Sharon kwam als een regelrechte verrassing. Achteraf gezien waren er wel symptomen, maar we hebben nogal aan struisvogelpolitiek gedaan. Ze gebruikte de pil, dus er was geen reden om te denken dat ze in verwachting was. Pas toen een collega vroeg: "Joh, is ze niet zwanger?" ging er een belletje rinkelen. Ik denk dat we er ergens tussen de 12 en 14 weken achter gekomen zijn.De begeleiding van een zwangerschap verloopt in Afrika heel anders dan hier in Nederland. Sharon heeft bijvoorbeeld helemaal geen echo's gehad. Op het laatst is geloof ik twee keer haar bloeddruk gemeten, al heb ik dat zelf ook een aantal keer gedaan, en dat was het wel. Het was best een lastige beslissing, maar uiteindelijk hebben we ervoor gekozen dat ze in de hoofdstad Dar es Salaam zou bevallen. Wat voor mij de doorslag gaf, was dat er in mijn eigen kliniek geen goede opvang voor het kind was. Beademing was bijvoorbeeld niet mogelijk. Om een idee te geven van de omstandigheden: er was geen elektriciteit, al hadden we wel een generator voor operaties. Ongeveer een maand voor de bevalling is Sharon naar de hoofdstad afgereisd. Ik ben een paar weken later gekomen. Samen met twee collega's waren we

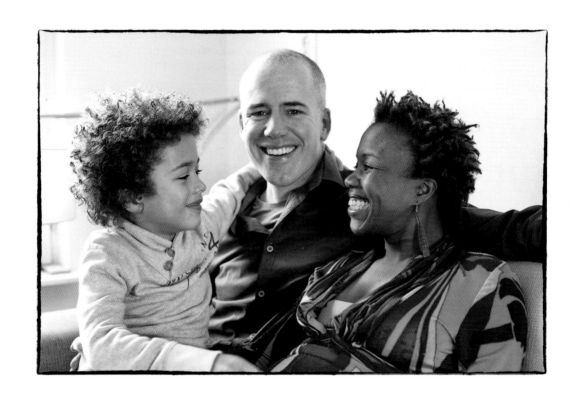

"De Hollandse
        Maxi Cosi-politie had vast
even moeten slikken."

van plan om de duizend kilometer over jungle dirt roads naar Dar es Salaam te rijden. We waren nog maar net op weg of kregen een ongeluk. Ik reed te hard en we zijn een paar keer over de kop geknald en over een heuvel gelanceerd. Het voordeel van zo'n grote 4x4 is dat je niet snel wat hebt. We hebben onszelf afgeklopt en zijn toen maar met het vliegtuig gegaan.

Eenmaal herenigd met mijn vrouw hebben we nog een paar heel relaxte weken gehad. We zaten in het strandhuis van Nederlandse vrienden die zelf voor de bevalling naar huis waren gegaan. Ik zie Sharon nog voorbij dobberen met die enorme toeter. Na het zwemmen werd op het strand haar haar door drie Massai gevlochten. Als een echte Afrikaanse vrouw zat ze op de grond, met rechte rug en benen vooruit, uitkijkend over zee.

In de hoofdstad zou de bevalling door een Nederlandse huisarts worden begeleid. Onze zoon zou in haar praktijk geboren worden. Toen de bevalling eenmaal begon, liep het anders. De huisarts was enorm moe en wilde eigenlijk dat ik het zelf zou doen. Dat wilde ik nou juist net niet. Uiteindelijk heb ik wel wat gedaan. Na elf uur was er nog geen enkele vooruitgang en zijn we met een ambulance door de verkeerschaos naar het ziekenhuis gereden. Sharon is een echte Afrikaanse bikkel en heeft geen krimp gegeven. In het ziekenhuis werd besloten tot een keizersnede. Ik heb moeten lullen als Brugman om bij de ingreep aanwezig te zijn.

"Iedereen stond naar het blanke kind te gapen."

In veel Afrikaanse landen is voor de vader geen rol tijdens de bevalling weggelegd. Als het persen bijvoorbeeld niet lukt, gaat een verpleegkundige eerst vanuit een hoek van de zaal tegen de vrouw schreeuwen, vervolgens krijgt ze misschien nog een klap en als het echt erg wordt, wordt haar moeder erbij gehaald. De keizersnede verliep prima, al was Sharon wel wat groggy van de narcose. Waarom ze nou helemaal onder narcose moest, is me nog steeds een raadsel, maar dat besloot iemand ineens. Ik heb na de bevalling ook weer alle zeilen bij moeten zetten om Yannick op zaal te bezoeken. Eenmaal gelukt nam niemand notie van me, want iedereen stond om zijn bedje naar het 'blanke kind' te gapen.

Na twee dagen zijn we uit het ziekenhuis opgestapt. Ik had alle kraamregels niet echt paraat; Yannick schudde met zijn hoofdje alle kanten op tijdens het rijden over de slechte wegen. De Hollandse Maxi Cosi-politie had daar wel even van moeten slikken, vermoed ik. Een half jaar later ben ik alleen naar Nederland gegaan. Sharon en Yannick volgden zes maanden later, door allerlei gedoe met verblijfsvergunningen. Dat was een moeilijke tijd. Er was geen internet en we konden alleen bellen. Met een baby is het lastig telefoongesprekken voeren. In 2007 waren we eindelijk compleet. Sharon heeft geen standaard Afrikaanse bevalling gehad.

De meeste vrouwen bevallen thuis in een hutje of bij een bosje. In mijn kliniek kwamen vrouwen na 48 uur weeën op de fiets naar het ziekenhuis. Op grote zalen zette ik op het ene moment een been af, behandelde een hoofdtrauma en deed een bed verder een bevalling. De sterfte onder moeders en kinderen was enorm hoog. Ondanks dat Sharon gezien de omstandigheden een 'luxe' behandeling heeft gehad, staat ze wel eens te kijken van mijn Nederlandse verhalen. Zo was ik laatst bezig met de 'gentle cesarean', een zo 'natuurlijk' mogelijke manier van een keizersnede. Toen ik vertelde dat het licht dan gedimd wordt en er een muziekje naar keuze wordt opgezet, fronste ze wel even haar voorhoofd.

Momenteel zijn mijn zoon en vrouw in Malawi voor familiebezoek. De school van Yannick doet een project over Malawi. Hij heeft een camera mee en gaat naar eigen zeggen een 'documentaire' maken. Op school is hij natuurlijk helemaal 'the man'. Hij is trots op zijn gemengde afkomst en wij op hem."

Naam: Teuni van den Heuvel	Beroep: Verpleegkundige
Leeftijd: 53	Moeder van: Bart (25) en Sijmen,
Woonplaats: Vianen	Esmee, Lisa en Jasmijn (21)

'Vier kloppende hartjes'

'ONZE ZOON BART was drie jaar oud, maar een nieuwe zwangerschap bleef uit. Met een beetje hulp van het ziekenhuis lukte het uiteindelijk toch. Toen ik zo'n 10 weken zwanger was, kon de gynaecoloog niets zien op de uitwendige echo. Het zwangerschapshormoon in mijn bloed was echter zo hoog dat hij er van schrok. Hij dacht aan een buitenbaarmoederlijke zwangerschap. Tijdens de kijkoperatie die volgde werd er gek genoeg niks bijzonders gezien. Kon ik de dag erna weer naar huis.

Een week later was er wel wat te zien. Mijn man en ik keken mee op het beeldscherm en zagen het ene na het andere kloppende hartje voorbij komen. Eerst waren het twee baby's, toen zagen ze nog een derde en moest ik even wat gaan drinken om mijn blaas te vullen. En ja hoor, daar kwam nummer vier om de hoek kijken. Ik was blij verrast maar mijn man Amel was met stomheid geslagen. Weer een week later werd er bij de gynaecoloog geopperd of we niet over reduceren moesten praten, maar daar wilde ik niets van weten. Ze zaten 'r en ze zouden er blijven zitten ook.

De reacties van de omgeving waren niet altijd positief. Zo riep mijn moeder: "Oh nee, wat verschrikkelijk!" en begon een vriendin heel hard te huilen

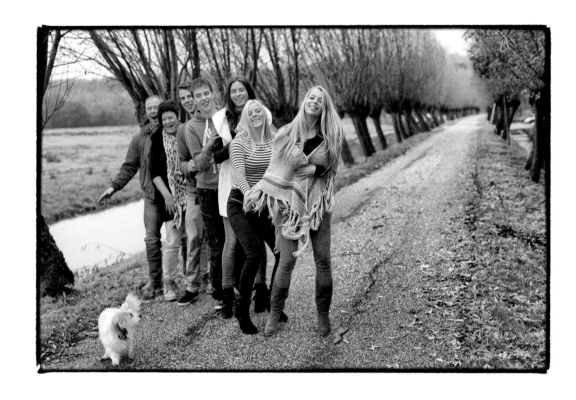

"*Mijn man had acht namen
in zijn hoofd geprent.*"

toen we het nieuws vertelden. Voor de praktische zaken nam mijn man de leiding. Zo bestelde hij alvast een extra kliko bij de gemeente voor de luiers en ging hij op zoek naar een auto die geschikt was voor zeven personen. Bij 21 weken leek het mis te gaan; ik bleek een paar centimeter ontsluiting te hebben. Er werd een strak bandje geplaatst rond mijn baarmoederhals, om 'de kurk op de fles te houden'. Ik lag een week in het ziekenhuis maar vooral mijn man had het moeilijk. Mijn eigen vertrouwen bleef verbazingwekkend groot. De 11 weken die volgden deed ik niets. Hele dagen vulde ik met lezen over meerlingen en alles wat er mis zou kunnen gaan. Koste wat kost wilde ik voorbereid zijn op wat er zou kunnen komen. Amel liep met een grote boog om die stapel boeken heen.

De gynaecoloog die mij begeleidde was een topvent. Hij begreep dat ik liever thuis was en dus hoefde ik niet al vanaf 28 weken in zo'n vreselijk ziekenhuisbed te liggen. Gelukkig was dat medisch verantwoord. Bij 32 weken werd ik opgenomen en bij 33,5 week verloor ik 's nachts vruchtwater. Bewust belde ik mijn man niet, hij zou dan nog fit zijn als ik later die dag eventueel onder narcose moest worden gebracht. Toen al begon ik praktisch te denken. Al eerder was besloten dat het een keizersnede zou worden. Die werd de middag erop gepland. Het duurde even voordat ze vier teams van verpleegkundigen en kinderartsen bij elkaar hadden gezocht op die bewuste zondag. Volgens mij werden alle verloven ingetrokken, maar wat een feest was het met die 21 man op de OK! Aangezien de ruggenprik goed was gelukt, kon ik zelf alles bewust meemaken. Ik heb altijd gedacht dat het vier jongetjes zouden zijn, maar voor de zekerheid had mijn man acht namen in zijn hoofd geprent. Hij kan ze nog steeds zo opdreunen. Toen de gynaecoloog bij de eerste zei: "Het is een jongetje" dacht ik dat ik gelijk ging krijgen. Maar na Sijmen kwam Esmee. Toen ik haar zag, moest ik huilen. Blijkbaar had ik toch onbewust naar een meisje verlangd. Vervolgens kwamen Lisa en Jasmijn.

Met de meisjes ging het vrij goed, die hoefden alleen wat extra zuurstof in de couveuse te krijgen. Helaas moest Sijmen na één dag overgeplaatst worden naar het WKZ. Dat was een heftige tijd, zelf kon ik hem pas na vier dagen bezoeken. We hoorden bovendien dat hij heimwee had. Dan breekt je hart als moeder. Amel heeft een keer zijn auto op de vluchtstrook van de A27 moeten zetten om een huilbui de vrije loop te laten, zo bang was hij dat Sijmen het niet zou redden. Vanaf die tijd begon het grote wachten en duimen. Na veel liefdevolle zorgen van alle artsen en verpleegkundigen konden ze alle vier voor de uit-gerekende datum naar huis, wel één voor één. Bart voelde zich vanaf het eerste moment de grote broer en we hebben hem bewust ook veel aandacht gegeven. Toen een vriendin van mij zwanger was, vroeg hij van hoeveel baby's. Op haar antwoord dat het er één was, reageerde hij met: "Aaah, wat zielig voor je".

Dat het leven nadien nooit meer hetzelfde werd, is logisch. We hebben er bewust voor gekozen om de pers op afstand te houden in deze drukke tijd. Diverse omroepen hingen aan de lijn. Gelukkig werd een week na onze vierling de vijfling in Nederhorst ten Berg geboren. Dat was een goede bliksemafleider. Uiteindelijk hebben we toch een interview aan de lokale krant gegeven. Zo konden we meteen de lokale winkels en dorpsgenoten bedanken voor alle attenties. Binnen een jaar na hun geboorte gingen we met een volgepakte bus op vakantie. Bij het uitstapje naar de dierentuin aldaar bleken we zelf de grootste attractie te zijn. We hadden ons wat anders voorgesteld van een middag 'aapjes kijken.'

Zelf hebben we nooit gesproken over dè vierling, maar bewust over Sijmen, Esmee, Lisa en Jasmijn. Ze hebben alle vier een andere karakter en uiterlijk, maar toch vormen ze een soort eenheid. Door een ziekte op kinderleeftijd heeft Esmee nog maar één nier. Als ze in de toekomst een nieuwe nier nodig zou hebben, weet ik zeker dat Sijmen, Lisa en Jasmijn in de rij staan."

Voetnoten

Sommige verhalen hebben wat extra uitleg en duiding nodig. Auteur van dit boek en gynaecoloog Bertho Nieboer schreef, in samenspraak met zijn collega dr. Jeroen van Dillen, onderstaande voetnoten bij de verhalen.

Martine Derks: "Het verhaal van Martine Derks is een mooi voorbeeld van hoe nuttig het kan zijn om een voorlichtingsavond van het ziekenhuis te bezoeken. Ook als je van plan bent om thuis te gaan bevallen, wordt op zo'n avond allerlei handige informatie verstrekt voor als je toch naar de verloskamer moet tijdens de bevalling. Een heel praktische tip is om altijd te weten welk muntje er in de rolstoel moet. Het is goed om een noodkoffer voor onverwachte verplaatsing paraat

te hebben, met daarin fototoestel, pyjama, toiletartikelen en een nood-muntje."

Sylvie Zuidam: "Een heel bijzonder verhaal van deze gemiste tweeling. In vroegere jaren kwam dat vaker voor, maar tegenwoordig nog nauwelijks. Tegenwoordig krijgt iedereen meerdere echo's in de zwangerschap aangeboden: termijnbepaling rond 10 weken, structureel echo-onderzoek bij 20 weken en eventueel een groei-, liggings- of placentalokalisatie-echo rond de 32-36 weken. Wel blijft het als zwangere altijd belangrijk goed aan te geven wat je precies voelt in je buik."

Shamsa Mire: "Vrouwenbesnijdenis komt helaas vaak voor en wordt in de internationale literatuur aangeduid met Female Genital Mutilation (FGM). Er zijn verschillende vormen van besnijdenis. De World Health Organisation (WHO) schrijft hier regelmatig een rapport over. Schattingen over het aantal besneden vrouwen lopen uiteen, maar waarschijnlijk zijn het er wereldwijd rond de honderd miljoen. Precieze getallen over het aantal besneden vrouwen in Nederland zijn niet beschikbaar. Een en ander is na te lezen via de website van de WHO op www.who.int."

Anja van der Vegt: "Het zitten in warm water heeft zeker een aantal voordelen voor de zwangere en/of barende vrouw. Zoals Anja hier beschrijft voelt een zwangere zich vaak vrijer in het water dan daarbuiten. Er zijn zelfs studies die aangeven dat je minder kans hebt op het niet-vorderen van de ontsluiting. Tegenwoordig is het in sommige ziekenhuizen ook mogelijk om in een bad te bevallen. Belangrijk is wel dat je goed overlegt met je zorgverlener over de omstandigheden waarin je moet bevallen, wat afhanke-

lijk is van een eventuele medische indicatie."

Rianne: "Omdat steeds meer vrouwen kanker overleven, zien we vaker zwangerschappen tijdens of na een behandeling voor diverse soorten kanker. Soms wordt er zelfs chemotherapie tijdens de zwangerschap gegeven, bijvoorbeeld als een operatie niet mogelijk is. Dit geeft uiteraard een enorme belasting voor zowel moeder als kind, maar heeft niet per se consequenties voor de gezondheid van het kind. Ook is er steeds meer mogelijk op het gebied van behoud van vruchtbaarheid, met name door de steeds verbeterende techniek van het invriezen van eicellen. Deze kunnen dan na de behandeling gebruikt worden en hebben niet geleden onder eventuele chemotherapie. Een gesprek over vruchtbaarheid met een gynaecoloog is aan te bevelen, bij voorkeur voordat er met een behandeling tegen kanker wordt gestart."

Tjits Potijk: "Er zijn bepaalde opmerkingen die je als man maar beter kunt inslikken tijdens en na de bevalling. Dit verhaal is daar uiteraard een fraai voorbeeld van. In dezelfde categorie zit "Zo, dat is een leuk zustertje" en "Kom op schatje, iedereen kan het, gewoon even doorbijten." Dus mannen: wees je vrouw tot steun en probeer aan te voelen waar zij op dat moment behoefte aan heeft. Er worden overigens speciale vaderschapstrainingen aangeboden om je vrouw optimaal tot steun te kunnen zijn tijdens de bevalling. Informatie hierover kun je op internet vinden, bijvoorbeeld via www.vadercursus.nl."

Marijke Fontijne en Saskia Jorg: "Zoals Saskia en Marijke hebben gemerkt, zijn er diverse mogelijkheden om als lesbisch paar een zwangerschap na te streven. Er kan gebruik gemaakt worden van een bekende of anonieme zaaddonor. Van een anonieme donor worden in een database bepaalde gegevens opgeslagen, zodat het kind later dingen te weten kan komen over zijn of haar biologische vader. Vanaf het 12e levensjaar kan het kind alleen fysieke en sociale gegevens opvragen; vanaf het 16e levensjaar ook persoonsgegevens. In Nederland zijn alle regelingen hieromtrent opgenomen in de Wet Donorgegevens Kunstmatige Bevruchting, na te lezen op wetten.overheid.nl."

Bianca Prins: "In principe staan zorgverleners open voor feedback en kritiek. Hoewel de confrontatie met zulke feedback niet makkelijk is, kunnen we op die manier wel de zorg verbeteren. Plan in dergelijke gevallen een afspraak in met je zorgverlener en zorg voor voldoende beschikbare tijd. Schrijf de kritiekpunten van tevoren voor jezelf op, zodat alles aan de orde kan komen tijdens dit gesprek. Het indienen van een klacht via de klachtencommissie is altijd mogelijk; iedere verloskundigenpraktijk en ziekenhuis heeft zo'n commissie "

Linda Wullings: "Het HELLP-syndroom is een ernstige zwangerschapscomplicatie en de letters HELLP staan voor Hemolysis, Elevated Liverenzymes, Low Platelets. Er is met andere woorden sprake van een verhoogde afbraak van de rode bloedcellen, een gestoorde leverfunctie en een lage hoeveelheid bloedplaatjes die voor de bloedstolling zorgen. Wil je hier meer over lezen kijk dan bijvoorbeeld op www.hellp.nl. De darmziekte NEC die Linda noemt heet voluit necrotiserende enterocolitis en komt vaker voor bij kinderen die te vroeg worden geboren."

Karen van Keeken: "Een keizersnede die vrij onverwacht komt of überhaupt een andere manier van bevallen dan je verwacht had kan voor verwerkings-problemen zorgen. Het advies is om daar niet te lang mee rond te blijven lopen omdat je denkt dat het erbij hoort. Vaak is het zinvol om één of meerdere gesprekken over het beloop van de bevalling te bespreken met je zorgverlener. Ook kun je om een uit-draai van het bevallingsverslag vragen, zodat je in ieder geval op papier hebt hoe het is gegaan en wat er op welk moment is gebeurd."

Marjolein de Jong: "In dit verhaal staat voor mij voorop wat Marjolein

ook al aangaf: luister als zwangere altijd goed naar je lichaam. Het is soms moeilijk om als verloskundige of gynaecoloog door de telefoon in te schatten hoe precies de situatie is. Probeer je klachten zo duidelijk mogelijk te omschrijven en geef vooral aan als je iets niet vertrouwt. Veel zwangeren zijn bang om voor niets op controle te komen, maar beter tien keer teveel dan één keer te weinig."

Martine de Haan: "Speciaal voor ouders van wie een kind in een couveuse heeft moeten liggen, is er een vereniging die zich sterk maakt voor de belangen van ouders en kinderen. Deze stichting is te vinden via www.couveuseouders.nl."

Monique van der Meer: "Een kind verliezen is één van de meest intense gebeurtenissen die je als mens kunt meemaken. Iedereen verwerkt dit op zijn of haar eigen manier. Of je het kindje wilt bekijken, vasthouden, fotograferen of zelf begraven is per persoon verschillend. Meestal zal er geadviseerd worden om foto's te maken, ook als je in eerste instantie denkt dat je het kindje niet wilt zien. De foto's kunnen op een later moment in het leven nog waardevol zijn. In het algemeen heeft ieder ziekenhuis een of meerdere gespecialiseerde hulpverleners in dienst die bekwaam zijn in rouwverwerking. Een boek zoals Monique geschreven heeft kan ook bijdragen aan het een plek geven. Voor uitgebreidere informatie zou het boek 'Altijd één kind te kort' van Jeanette Rietberg en dr. Maria Pel behulpzaam kunnen zijn."

Kimm Jeltema: "Een discussie over de termijn van de zwangerschap zorgt vaak voor onduidelijkheid. Tegenwoordig komt dit niet meer zo vaak voor omdat bij bijna elke zwangere de termijn wordt vastgesteld op een vroege echo rond de 10 weken. Daarnaast hebben kinderartsen verschillende criteria om in te schatten hoe ver de zwangerschap was ten tijde van de geboorte van het kind."

Caroline Blom: "In veel (opleidings) ziekenhuizen is het zo dat verlos-kundigen of arts-assistenten de voorwacht-dienst doen met een ervaren gynaecoloog als achterwacht-dienst. Deze arts-assistenten, ANIOS (arts niet in opleiding tot specialist) of AIOS (arts in opleiding tot specialist) zijn basisartsen met één of meerdere jaren ervaring in het vak. De opleiding tot medisch specialist duurt 6 jaar en een zesdejaars AIOS gynaecologie is dus bijna gynaecoloog. Om zelfstandig diensten te mogen doen is een bepaalde basisvaardigheid noodzakelijk. In de ideale situatie is er geen drempel om de achterwacht te bellen en in steeds meer ziekenhuizen is de gynaecoloog 24/7 in het ziekenhuis beschikbaar."

Linda Germs: "Dat er nogal wat misverstanden heersen over het syndroom van Down, bewijst dit verhaal maar weer eens. Recente ontwikkelingen rondom bloedtesten bij de moeder om het ongeboren kind te testen op het syndroom van Down hebben opnieuw een maatschappelijke discussie teweeg gebracht. De stichting van Linda zet zich op een positieve manier in om het eerlijke verhaal te vertellen. De website www.deupsidevandown.nl is het bezoeken waard."

Teuni van den Heuvel: "Fantastisch dat het in dit verhaal helemaal goed is gekomen met de vierling. In het algemeen is het echter zo dat meerlingzwangerschappen een grotere kans hebben op problemen in de zwangerschap, waaronder met name (extreme) vroeggeboorte. Niet zelden leidt een extreme vroeggeboorte tot handicaps of sterfte bij één of meerdere kinderen. In dit verhaal wordt de zogenaamde 'foetale reductie' genoemd. De techniek houdt in dat een of meerdere foetussen vroeg in de zwangerschap worden aangeprikt en medicijnen krijgen ingespoten waardoor het hartje stopt met kloppen. Hierdoor krijgt of krijgen de overblijvende foetus(sen) de kans om zich verder te ontwikkelen. De techniek van reduceren is uiteraard niet zonder risico's voor de overblijvende foetus. Bij geassisteerde voortplanting zoals IVF proberen we in Nederland meerlingen te voorkomen door het plaatsen van slechts één embryo bij behandelingen. Bij spontane (grote) meerlingen is foetale reductie een optie; laat je hierover desgewenst voorlichten in een expertisecentrum. Er is een speciale Nederlandse Vereniging voor Ouders van Meerlingen (NVOM), te vinden op internet."

Dankwoord

Dat we dit project binnen 1 jaar van idee tot werkelijkheid hebben kunnen brengen, zou niet gelukt zijn zonder de toewijding van diverse mensen. Zonder anderen tekort te willen doen, willen we graag een aantal van hen in het bijzonder noemen.

De fotografen Hans van der Mast en Inge Mesman-Mulder; hun prachtige foto's zijn een onmisbare aanvulling op de verhalen.

Uitgever Bohn Stafleu Van Loghum en in het bijzonder Danny van den IJssel en Paul Dijkstra; zij hebben zich op een fantastische manier ingezet richting de geboorte van dit boek. Vormgever Hans Bassa bracht met zijn creatieve geest

de verhalen op papier tot leven. Gynaecoloog Barbara Nolens danken we voor haar onuitputtelijke inzet voor Stichting Mulago Mama. Wij vinden het een eer dat de opbrengst van dit boek aan dit project ten goede komt.

Ook onze familieleden en vrienden danken wij voor hun enthousiasme, ideeën en aanmoedigingen. Door hen bleven we geloven in een goede afloop.

Dr. Jeroen van Dillen gaf zeer waardevolle suggesties voor het nawoord en bronnen voor meer informatie.

Restaurant de Soester Duinen voor de genereuze bijdrage rondom de feestelijke boekpresentatie.

Onze gezinnen die ons diverse zater-
dagen hebben moeten missen en ons
veel avonden achter de computer
zagen zitten; zonder hun steun en liefde hadden wij dit boek nooit kunnen
schrijven.

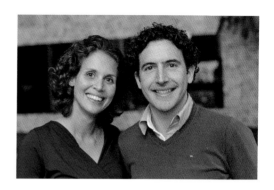

Maar bovenal zijn wij de vrouwen en
mannen, die hun bevallingsverhaal
zo openhartig met ons wilden delen,
oneindig dankbaar. De bijzondere gesprekken zullen ons altijd bijblijven.

Bertho Nieboer & Marieke van Gene